Monthly Book

Medical Rehabilitation

編集企画にあたって………

　　脳血管障害の治療は「Time is Brain」と言われるように時間との闘いである．発症早期からの診断と治療が重要であり，早期診断，治療の進歩は著しく，早期からの治療は予後を大きく改善する．リハビリテーション治療においても発症48時間以内からの急性期リハビリテーション治療は，ごく当たり前のものとなっている．早期から積極的なリハビリテーション治療が行われ，脳卒中治療における Time は診断，治療，リハビリテーション，すべてにおいて急速に速くなっている．

　　一方で脳血管障害リハビリテーション治療における Time には，もう一つの側面として「6 か月のドグマ」が存在する．発症 6 か月以上経過するとリハビリテーション治療の効果は plateau となるとされ，日本においては保険医療もこのドグマに支配されており，発症 6 か月以上経過した脳血管障害患者は医療施設におけるリハビリテーション医療の適応ではなく，生活期のリハビリテーション治療は介護保険などの福祉の対象となる．

　　しかし，近年のニューロリハビリテーションの進歩により，6 か月以上経過した慢性期脳血管障害患者においても，運動機能，高次脳機能の改善が多く報告されている．学術的には「6 か月のドグマ」という Time の壁は崩れ出している．

　　早期診断，急性期における外科的，内科的治療，リハビリテーション治療により，脳血管障害の予後は飛躍的に改善している．また急性期，回復筋，生活期にかけての切れ目のないリハビリテーション治療や新しいリハビリテーション治療により，さらなる機能改善が見込まれるようになっている．

　　本特集では，「脳血管障害の診断・治療の進歩とリハビリテーション診療」と題して，近年の脳血管障害治療の目覚ましい進歩について，第一線でご活躍の先生方に執筆いただいた．診断，治療，急性期リハビリテーション治療，リハビリテーション評価，新しいリハビリテーション治療などを網羅している．

　　本特集が脳血管障害治療に携わる多くの皆様の日常診療にお役立ていただければ幸いである．

2021 年 7 月

藤原俊之

Key Words Index

Writers File

ライターズファイル（50音順）

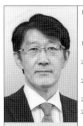

伊藤義彰
（いとう よしあき）

1994 年	慶應義塾大学大学院医学研究科博士課程（内科学専攻）修了／同大学医学部内科学教室（神経内科），助手
1998 年	アメリカ合衆国 National Institutes of Health 留学
2001 年	慶應義塾大学医学部内科学教室（神経内科），助手
2007 年	同大学神経内科脳血管障害予防医学講座，特別研究講師
2008 年	同大学神経内科，専任講師
2014 年	大阪市立大学大学院医学研究科老年科・神経内科，教授
2020 年	同大学大学院医学研究科脳神経内科，教授（科名変更）

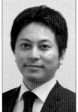

藤野雄次
（ふじの ゆうじ）

2004 年	埼玉医科大学短期大学卒業／同大学病院リハビリテーション科
2007 年	同大学国際医療センターリハビリテーションセンター
2016 年	首都大学東京大学院修了
2019 年	順天堂大学保健医療学部理学療法学科，助教

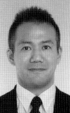

松田雅弘
（まつだ ただみつ）

2004 年	東京都立保健科学大学卒業／上智厚生病院
2007 年	了徳寺大学健康科学部，助手
2009 年	首都大学東京大学院博士後期課程修了
2012 年	植草学園大学保健医療学部，講師
2017 年	城西国際大学福祉総合学部，准教授
2019 年	順天堂大学保健医療学部，先任准教授

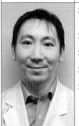

川上途行
（かわかみ みちゆき）

2003 年	新潟大学卒業／慶應義塾大学リハビリテーション科
2007 年	同大学月が瀬リハビリテーションセンター
2008 年	国立病院機構東埼玉病院
2015 年	University College London，訪問研究員
2016 年	慶應義塾大学医学部リハビリテーション医学，専任講師

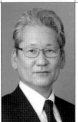

藤原俊之
（ふじわら としゆき）

1993 年	福井医科大学卒業／慶應義塾大学リハビリテーション医学教室入局
2002 年	Institute of Neurology（London, UK）Research Fellow
2005 年	慶應義塾大学リハビリテーション医学教室，専任講師
2014 年	東海大学専門診療学系リハビリテーション科学，准教授
2017 年	順天堂大学大学院医学研究科リハビリテーション医学，教授

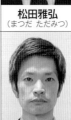

森　公彦
（もり きみひこ）

2004 年	京都大学医療技術短期大学部卒業／同大学医学部附属病院理学療法部
2007 年	関西医科大学附属枚方病院（現：関西医科大学附属病院）
2018 年	同，主任
2021 年	同大学リハビリテーション学部理学療法学科，助教

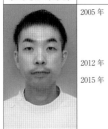

辻本憲吾
（つじもと けんご）

2010 年	ユマニテク医療専門学校理学療法学科卒業／医療法人風林会 榊原白鳳病院
2014 年	畿央大学大学院健康科学研究科修士課程修了
2017 年	総合研究大学院大学生命科学研究科生理科学専攻博士後期課程修了／慶應義塾大学医学部リハビリテーション医学教室，特任助教
2019 年	東京大学医学部付属病院精神神経科，特任研究員
2020 年	国立精神・神経医療研究センター身体リハビリテーション部，研究員

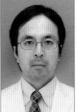

古川俊明
（ふるかわ としあき）

1989 年	東海大学卒業／同大学リハビリテーション科入局
1997 年	多摩丘陵病院リハビリテーション科，部長
2004 年	東海大学医学部付属八王子病院リハビリテーション科
2011 年	同，医長・講師
2013 年	同病院リハビリテーションセンター，センター長

山根文孝
（やまね ふみたか）

1986 年	福井医科大学（現：福井大学医学部）卒業
同年	東京女子医科大学脳神経外科，研修医
1990 年	都立墨東病院救命救急センター脳神経外科，医員
1992 年	東京女子医大脳神経外科，助手
1996 年～1998 年	Montreal Neurological Institute, Research fellow
1998 年	東京女子医大脳神経外科，助手
2004 年	埼玉医科大学脳神経外科，講師
2010 年	同大学国際医療センター脳血管内治療科，准教授
2015 年	同，診療部長
2017 年	帝京大学医学部附属病院脳神経外科病院，教授
2021 年	国際医療福祉大学成田病院脳神経外科，教授

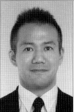

根岸　昌
（ねぎし まさる）

2005 年	国際医療福祉大学保健学部作業療法学科卒業／埼玉県総合リハビリテーションセンター医療局リハビリテーション部作業療法科
2012 年	同センター福祉局支援部，自立訓練担当
2015 年	同センター医療局リハビリテーション部作業療法科，主任

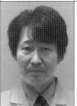

補永　薫
（ほなが かおる）

2001 年	慶應義塾大学医学部卒業／同大学リハビリテーション医学教室入局
2003 年	同大学月が瀬リハビリテーションセンター，助手
2005 年	同大学医学部リハビリテーション医学教室，助手
2007 年	稲城市立病院リハビリテーション科，医員
2008 年	慶應義塾大学医学部リハビリテーション医学教室，助教
2011 年	東京湾岸リハビリテーション病院，部長
2019 年	順天堂大学大学院医学研究科リハビリテーション医学，准教授

Contents

脳血管障害の診断・治療の進歩とリハビリテーション診療

編集企画／順天堂大学大学院教授　藤原俊之

Monthly Book
MEDICAL REHABILITATION No. 264/2021.8 目次

編集主幹／宮野佐年　水間正澄

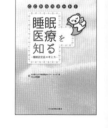

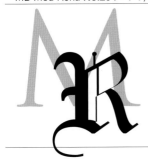

特集／脳血管障害の診断・治療の進歩とリハビリテーション診療

脳血管障害の早期診断・治療

伊藤義彰*

Abstract　国民の健康寿命の延伸を図るための脳卒中，循環器病対策に関する「循環器病対策推進基本計画」が施行され，脳卒中の予防，救急治療，リハビリテーション，社会連携，就労支援などの医療・福祉体制の充実がはかられつつある．特に脳卒中の急性期治療は血栓溶解療法や機械的血栓回収療法の進歩により迅速な搬送，治療が劇的な予後改善をもたらすようになったため，これを可能にするために地域ごとの一次脳卒中センターの整備が進められている．一次脳卒中センターは，高度な急性期治療が可能な地域ごとの中核病院であり，脳卒中専門医や血管内治療専門医が常勤しており 24 時間の MRI 撮像が可能な施設である．最新の脳卒中治療ガイドライン 2021 では入院後は脳卒中専門のユニットにて集中管理されたうえで治療が進められ，発症後 24〜48 時間以内にリハビリテーションの計画を立てることが求められている．

Key words　一次脳卒中センター（primary stroke center），血栓溶解療法（thrombolysis therapy），抗血小板薬併用療法（dual antiplatelet therapy），潅流画像（perfusion image）

はじめに

脳卒中の急性期では，有効な治療が行われるまで刻一刻と脳の傷害が進むことから，"Time is Brain"（直訳すると「時は脳なり」）といわれる．迅速に有効な治療を行うことで予後が大きく改善するため，患者搬送，病歴聴取，診察，検査などを重要なものから優先順位をつけて要領良く行う必要がある．

脳血管障害の発症から搬入まで

平成 30（2018）年，国民の健康寿命の延伸を図るための脳卒中，循環器病対策に関する「循環器病対策推進基本計画」が施行され，脳卒中の予防，救急治療，リハビリテーション，社会連携，就労支援などの医療・福祉体制の充実が促進されてきた．特に脳卒中の急性期治療は血栓溶解療法や機械的血栓回収療法の進歩により迅速な搬送，治療が劇的な予後改善をもたらすようになったため，これを可能にするために地域ごとの一次脳卒中センターの整備が「対策基本法」のもと進められている．一次脳卒中センターは，「地域医療機関や救急隊からの要請に対して，24 時間 365 日脳卒中患者を受け入れ，急性期脳卒中診療担当医師が，患者搬入後可及的速やかに診療（rt-PA 静注療法を含む）を開始できる」病院であり，MRI を含めた検査，脳卒中ユニット，対応医師，常勤医，外科対応などの要件を満たす施設である．

救急隊員は，脳卒中に迅速に対応するため脳卒中病院前救護についての教育コースを受講し，病院前脳卒中評価スケールの習得に努める必要がある．そして脳卒中が疑われる患者は，速やかに一次脳卒中センターに搬送することが強く求められる．特に脳梗塞患者では血栓溶解療法，機械的血

* Yoshiaki ITOH，〒 545-8585　大阪府大阪市阿倍野区旭町 1-4-3　大阪市立大学大学院医学研究科脳神経内科学，教授

栓回収療法が劇的に予後を改善するため，最初からこうした治療がすべて可能な施設に搬送するmothership法のほうが，施設を移動して実施するdrip, ship, retrieve法よりも優れていることに留意して患者を搬送する必要がある．

病　歴

脳梗塞のうち，アテローム血栓性脳梗塞では，しばしば，梗塞巣が完成する前に高度狭窄に伴う灌流圧の低下やプラークからの微小血栓塞栓症によりTIA（一過性脳虚血発作）が先行する．また症状は数時間から数日にわたって階段状に進行することが多く，この時期を脳梗塞切迫期（impending stroke）ともいう．

心原性脳塞栓症では，再開通した場合には症状が軽快するが，完全に症状が消失しTIAとなる頻度はアテローム血栓症よりも低く，しばしば突然に重篤な症状で発症する．また，続けて複数の血管に塞栓を生じることもあり，1つの血管支配領域では説明がつかない症状の場合，心原性脳塞栓症が強く疑われる．

ラクナ梗塞ではTIAが先行することは稀で，比較的軽度な神経症状が突発する．

BAD（branch atheromatous disease）は軽度な神経症状で発症し，画像上も穿通枝領域に限局した病巣であるため，ラクナ梗塞と鑑別が困難な場合があるが，発症後に症状が進行することがあり注意が必要である．

TIAの症状の持続は10分以内が最も多い．起立時，横臥位から座位に変わったときなど，血圧の低下に伴って一過性の神経徴候をきたすときは，血行力学的機序が示唆される．発作回数，間隔は様々で，1回だけのことも，1日に多発することもある．

脳出血は，突然の神経症状にて発症する．運動麻痺，感覚異常，高次脳機能障害といった巣症状および，頭痛，めまい感，意識障害，呼吸異常などの非特異的症状で発症する．その後，血腫の増大，脳浮腫，水頭症，脳ヘルニアなどに伴い症状の増悪を認めることが多く，特に発症後3～6時間は血腫増大により意識障害が進行し，呼吸抑制が出現するなど症状が劇的に進行しやすい．脳圧の亢進によって除脈，高血圧をきたすものをcushing現象という．脳出血では血腫そのものにより，発症早期より脳圧の亢進をきたしやすく，cushing現象を介した二次的な高血圧となりやく，もともと脳出血の背景にある高血圧症を増悪させる．また脳出血では中枢性の発熱をきたしやすい．

くも膜下出血は，突然これまで経験したことのない激しい頭痛で発症し，悪心・嘔吐を伴うことが多い．頭痛は「バットで殴られたように」「頭が割れるように」突然で激しく，後頭部から頭頂部に放散することが多い．脳動脈瘤破裂の患者では，大きい出血を起こす前に，約半数で一過性の軽い頭痛，視力障害，複視，めまい感が先行し，微小な血液流出（minor leakage）と考えられる．この時期での診断，治療が望ましい．出血が多量な場合，急速に昏睡に陥る．

診　察

1．脳梗塞の神経学的所見

脳梗塞では障害された脳血管の支配領域に応じた神経症状を呈する．

1）前方循環（内頚動脈）系の障害

前大脳動脈の障害では，一次運動皮質が支配する身体部位に局在性がある（inverted motor homunculus）ため，対側の下肢に強い片麻痺をきたす．また失禁，意欲の喪失（無為：abulia），原始反射（吸引反射，口とがらし反射，把握反射，手掌おとがい反射）を認める．中大脳動脈の障害では，前頭葉症状として運動性失語，対側片麻痺，病側への共同偏視などが生じる．また頭頂葉の障害により感覚性失語，皮質性感覚障害，観念運動性失行を生じる．優位半球ではゲルストマン症候群（Gerstman syndrome），劣位半球では半側空間無視，身体失認，病態失認，地誌的失認を生じる．また，視放線，後頭葉の障害により対側の同名半盲を生じる．

2）後方循環（椎骨脳底動脈）系の障害

後大脳動脈の障害では，同名半盲を中核に，失語，失読，記銘力障害，不全片麻痺，視床症候群を生じる．脳底動脈が閉塞すると，脳幹部を中心に小脳，後頭葉に梗塞を生じる．脳梗塞の中では最も重症で意識障害，呼吸不全から急死することもある．アテローム血栓性脳梗塞の場合，一過性のめまい，意識障害，頭痛，構音障害，四肢の脱力発作が先行することがあり，また発症後も症状は動揺しながら進行することが多い．心原性塞栓症の場合，脳底動脈を閉塞しながら血栓が移動すると小脳，脳幹部に散在性の病変を生じ，やがて脳底動脈先端部に血栓が詰まると（basilar-top syndrome），中脳，両側視床，後頭葉に梗塞を生じる．

2．脳出血の神経学的所見

脳出血では，非特異的徴候（頭痛，めまい感，悪心，興奮），全身徴候（意識障害，呼吸異常，高血圧，不整脈，発熱）などに加えて出血部位に応じた局在性神経症状をきたす．脳出血の好発部位は，被殻（46％），視床（32％），皮質下（9％），橋（7％），小脳（7％）となっている（慶應大学病院データより）．

1）被殻出血

小出血では，対側の不全片麻痺，半身の感覚障害を認め，一般には片麻痺のほうが感覚障害よりも重篤である．大出血では，対側の弛緩性麻痺・感覚障害，病巣を向く眼球共同偏倚，失語，失認などがみられる．さらに，血腫増大により脳ヘルニア徴候をきたす．

2）視床出血

半身の感覚障害を認め，血腫による圧迫，血腫の進展により内包後脚が傷害されると片麻痺をきたす．発症時よりしびれ感を訴えることが多いが，慢性期には視床痛（thalamic pain），ヒペルパチーという激烈な痛みに変わりやすい．感覚は全感覚が障害されるが，特に深部感覚障害が強く特徴的な手指の位置をとる（thalamic hand）．また限局した病巣では，手掌橈側と口周囲に感覚障害

を認め手口症候群（手口局在：cheiro-oral topography）といわれる．中等度以上の出血では血腫は脳幹上部に及び，「鼻先をにらむ」ような内下方を向く共同偏倚を認める．病巣側への共同偏倚も多いが，稀にテント上病変であるのに対側への共同偏倚を認めることがある（wrong side deviation）．また顕著な意欲低下（無動無言：akinetic mutism）を生じる．優位半球側では自発言語に乏しい視床失語（thalamic aphasia），非優位半球では身体失認，半側空間無視を認める．

3）皮質下出血

出血の部位により，同名半盲，失語，上肢に強い片麻痺，感覚障害などをきたす．運動皮質付近の出血では痙攣発作を起こすこともある．

4）橋出血

頭痛，めまい，意識障害にて発症し，テント上脳出血に比較して少量の出血であっても容易に四肢麻痺から昏睡に陥る．水平性の眼球運動は障害されているが垂直性の眼球運動は保たれていることが多い．また特徴的な眼球浮き運動（ocular bobbing），縮瞳（針先瞳孔：pinpoint pupils）を呈する．斜偏倚（skew deviation）や麻痺側を向く共同偏倚を認めることもある．慢性期に意識が回復しても四肢麻痺が続くと閉じ込め症候群（locked-in syndrome）となる．

5）小脳出血

突然激しい回転性めまい，頭痛，反復する嘔吐にて発症する．構音障害，注視方向性眼振，平衡障害，四肢失調症状を認める．血腫の増大に伴い脳幹を圧迫したり，第4脳室圧迫による水頭症をきたしたり，大後頭孔・テント切痕ヘルニアをきたすと，意識障害，呼吸抑制，瞳孔異常をきたす．

3．くも膜下出血の神経学的所見

神経学的所見では，項部硬直，ケルニッヒ徴候などの髄膜刺激症状がみられるが，発症直後には認めず，発症数時間後から2日以内に発現し，1〜3週間持続する．局在性神経症状を欠くことが多いが，脳内血腫を伴う場合や，内頚動脈・後交通動脈分岐部動脈瘤の圧迫による動眼神経麻痺のよ

うに出血源によっては発症時より局所神経症状を呈する．血腫などにより脳圧が亢進すると，脳ヘルニア症状や両側外転神経麻痺などをきたす．また数日後に血管攣縮により脳梗塞を生じた場合は支配領域の症状を呈する．

画像診断

1．脳梗塞

頭部CT単純画像では，発症後3〜6時間後から初期CT徴候（early CT sign）として，「レンズ核構造の不鮮明化，皮質髄質境界の消失，脳溝の消失，島皮質の消失」などを認める．また発症直後より「hyperdense MCA sign（中大脳動脈主幹部閉塞），dot sign（中大脳動脈分枝閉塞）」として血栓を認めることがある．発症6〜12時間すると，脳梗塞巣は徐々に低吸収域として鮮明となる．さらに発症1週間目をピークに脳浮腫の増悪を認め，側脳室の圧排，中心線の偏倚（midline shift），帯状回ヘルニアやテント切痕ヘルニアが出現してくる．心原性脳梗塞では，発症2日目以降に梗塞巣内に出血を認めることがある（hemorrhagic transformation）．

頭部MRI単純画像では，細胞障害性浮腫を反映して発症数時間から拡散強調画像にて脳梗塞巣が検出される．拡散強調画像は急性期の梗塞だけを早期から明瞭に描出することができ，急性期脳梗塞の診断に極めて有用である．またMR血管撮影（MRA）では発症直後から閉塞・狭窄血管を描出することができる．その後，発症6時間ほどからは梗塞巣はFLAIR画像にて高信号域として描出される．

頚動脈エコーは分岐部付近の内頚動脈の評価に適している．狭窄の程度やプラークの性状，潰瘍形成の有無を評価できる．経胸壁心エコー，経食道心エコーは心内血栓，弁膜症，心壁運動異常，心筋症などを描出するのに有用である．

2．脳出血

画像検査のうち頭部CT単純画像では，発症直後から高吸収域として描出される．発症後数日より脳浮腫が増強し，1〜2週でピークに達する．このころより徐々に血腫は分解され，血腫辺縁より高吸収域の信号は低下する．その後，血腫の分解が進むと血腫は当吸収域から低吸収域に変化し，さらに数か月の内に完全に分解されスリット状の嚢胞として終息する．

頭部MRI単純画像では，24時間以内ではT1強調画像にて等信号域として，T2強調画像では高信号域として描出される．その後，数日から数週間はT1強調画像では高信号域に変わる．また血腫周辺に浮腫が形成されT2強調画像にて血腫周囲の高吸収域として描出される．数か月して血腫が吸収され嚢胞化するとT1強調画像では低信号となる．このように脳出血のMRIは複雑で特異度が低いため，これまで脳出血の診断にはCTのほうが有用とされてきた．最近T2*強調画像が普及し，急性期から慢性期に至るまで血腫が低信号域として描出され特異度が高いため有用である．また，T2*強調画像は無症候性の微小出血（microbleeds）を検出することができ，脳出血のリスクを評価するのに役立つ．

3．くも膜下出血

頭部CT単純画像では，脳底部の鞍上槽，シルヴィウス裂あるいは脳溝といった，くも膜下腔に血腫による高吸収域を認める．出血が多量の場合，高吸収はびまん性に分布するが，出血が少量の場合，高吸収域は出血源近くに限局し出血源が同定できることもある．脳室内にも逆流した血腫を認めることがある．前交通動脈の動脈瘤破裂の場合，前頭葉内に血腫を形成することもある．造影CT画像にて脳動静脈奇形など出血源が明らかとなることもある．動脈瘤が疑われる場合，3D-CT血管撮影にて動脈瘤の部位，形態を検索する．Minor leakageなど少量のくも膜下出血ではCT上血腫が検出されないため，髄液検査にて血性（直後から）あるいは，キサントクロミー（2〜3時間後から）を確認する．髄液採取は最小限にしないと髄圧低下から出血を助長する．

頭部MRI単純画像では，FLAIR画像が脳溝内

の血腫の検出に優れる．また MR 血管撮影にて動脈瘤を検索すると同時に，血管攣縮の評価を行う．単純/造影 MRI にて動脈瘤以外の出血源を評価する．

動脈瘤が疑われる場合，脳血管撮影を行う．脳動静脈奇形が明らかになることもある．脳血管攣縮の評価にも血管撮影は有用である．初回の血管撮影にて動脈瘤が描出されなくても，繰り返しの脳血管撮影の再検査にて新たに 1〜12.5% の同定が可能とされる．

急性期治療

1．脳梗塞・TIA

1）血栓溶解療法

遺伝子組み換え組織プラスミノゲン・アクティベータ(rt-PA)の静脈内投与(0.6 mg/kg)は，発症から 4.5 時間以内に治療可能な虚血性脳血管障害に行われる[1]．来院後は少しでも早く(遅くとも 1 時間以内に)rt-PA 静注療法を始める必要がある．目撃者がいないため発症時刻が不明な場合でも，頭部 MRI 拡散強調画像の虚血性変化が FLAIR 画像で明瞭でない場合には 4.5 時間以内である可能性が高く，血栓溶解療法を考慮しても良いとされる[2]．

2）機械的血栓回収療法

発症から 6 時間以内で以下の要件を満たすときは，ステントリトリーバーまたは血栓吸引カテーテルを用いた機械的血栓回収療法の効果が確立された[3]．その要件とは，① 内頚動脈または中大脳動脈 M1 部の急性閉塞，② 発症前の modified Rankin Scale(mRS)スコアが 0 または 1，③ 頭部 CT または MRI 拡散強調画像で Alberta Stroke Program Early CT Score(ASPECTS)が 6 点以上，④ National Institutes of Health Stroke Scale (NIHSS)スコアが 6 以上，⑤ 年齢 18 歳以上である．

また最終健常確認時刻から 6 時間を超えた内頚動脈または中大脳動脈 M1 部の急性閉塞による脳梗塞に対しても，神経徴候と画像診断に基づく治療適応判定によりミスマッチを認める場合には，最終健常確認時刻から 16 時間以内は機械的血栓回収療法を開始することが勧められ[4]，16〜24 時間でも考慮して良いことが明らかとなった[5]．

最近はアルテプラーゼ静注療法を行わずに，機械的血栓回収療法を開始することを考慮しても良いと報告[6]されているが，結論は得られていない[7]．

3）抗血小板薬

アスピリンやクロピドグレルの経口投与は，発症早期(48 時間以内)の脳梗塞患者の治療法として標準的に使用されている．クロピドグレル 75 mg/日は初日に 300 mg のローディング投与を行うことが保険で認められるようになった．最近は，抗血小板薬 2 剤併用(dual antiplatelet therapy；DAPT)(アスピリンとクロピドグレル)が発症早期の非心原性脳梗塞患者に用いられ，進行抑制，再発予防に効果があることが確立している[8]．

一方，シロスタゾール経口やオザグレルナトリウム点滴の急性期における効果はエビデンスレベルの高い報告が乏しいと言わざるを得ない．

4）抗凝固療法

微小循環の改善，高度狭窄した血管の血流維持，抗血小板作用などを期待して行われることがあるアルガトロバンやヘパリンの点滴については，レベルの高いエビデンスは少ない．

心原性塞栓症では急性期の再発予防として直接作用型経口抗凝固薬(direct oral anticoagulant；DOAC)やヘパリン点滴が行われるが，開始時期は TIA であれば 24 時間以内，小梗塞であれば数日，大梗塞であれば 1〜2 週間後に出血性梗塞の有無を確認しながら決定する．急性期にワルファリンを急速に用いると過凝固となるため禁忌である．

2．脳出血

1）手術治療

脳出血急性期では，血腫の部位，大きさから手術適応を評価する．脳出血の部位に関係なく，血腫量 10 ml 未満の小出血または神経学的所見が軽度な症例は手術を行わない．逆に，意識レベルが深昏睡の症例でも血腫除去術は勧められない．

被殻出血では，神経学的所見が中等症，血腫量が31 m*l*以上でかつ血腫による圧迫所見が高度な場合に血腫除去術を考慮する．皮質下出血では脳表からの深さが1 cm以下のものでは手術適応を考える．小脳出血では血腫の最大径が3 cm以上で神経学的症候が増悪している場合や血腫が脳幹を圧迫し水頭症をきたしている場合には血腫除去術を行う．

2）内科治療

高血圧性の脳出血では頻回に血圧を測定し，できるだけ早期に収縮期血圧140 mmHg未満かつ110 mmHg超へ降圧し7日間維持する[9]．一方，収縮期血圧降下幅が90 mmHg超の強化降圧療法は急性腎障害をきたす可能性があり注意する．

抗凝固療法中の脳出血では，中和薬がある場合は投与する．ワルファリンに対しては，プロトロンビン複合体製剤が承認され，ビタミンKによるワルファリンのリバースと同時に用いる[10]．ダビガトランでは中和薬イダルシズマブを投与することで，血腫の増大，予後の改善が期待できる[11]．

3．くも膜下出血

くも膜下出血では，破裂した脳動脈瘤を同定し適切なタイミングで治療する．動脈瘤の処置までの再出血予防のためには十分な鎮痛，鎮静を行い，軽症，中等症では収縮期血圧を160 mmHg未満に降圧する．

脳動脈瘤の治療には，開頭クリッピングおよび血管内コイリングがあり，個々の症例の状態，動脈瘤所見から総合的に判断する．重症でない例（重症度分類のGrade Ⅰ～Ⅲ）では年齢，全身合併症，治療の難度などの制約がない限り，早期（発症72時間以内）に再出血予防処置を行う．また重症例（Grade Ⅳ）では待機して処置するが，最重症例（Grade Ⅴ）では再出血予防処置の適応は乏しい．

合併する遅発性脳血管攣縮の治療には，ファスジルやオザグレルナトリウムを投与する．循環血液量増加（hypervolemia），血液希釈（hemodilution），人為的高血圧（hypertension）を組み合わせた治療法（triple H療法）も効果的である．

おわりに

以上，脳卒中の診断について知っておくべきことを解説した．一刻も早く治療することを考えるあまり，病態や神経所見を無視して画像所見のみに頼って治療を進めると大きなピットフォールに陥ることがあるため注意する必要がある．

文　献

1) Hacke W, et al：Thrombolysis with alteplase 3 to 4.5 hours after acute ischemic stroke. *N Engl J Med*, **359**：1317-1329, 2008.

2) Campbell BCV, et al：Extending thrombolysis to 4・5-9 h and wake-up stroke using perfusion imaging：a systematic review and meta-analysis of individual patient data. *Lancet*, **394**：139-147, 2019.

3) Goyal M, et al：Endovascular thrombectomy after large-vessel ischaemic stroke：a meta-analysis of individual patient data from five randomised trials. *Lancet*, **387**：1723-1731, 2016.
   Summary　機械的血栓回収療法の有効性を初めて示した5つのRCTをメタ解析した金字塔的論文で，これにより血栓回収療法が普及した．

4) Albers GW, et al：Thrombectomy for Stroke at 6 to 16 Hours with Selection by Perfusion Imaging. *N Engl J Med*, **378**：708-718, 2018.

5) Nogueira RG, et al：Thrombectomy 6 to 24 Hours after Stroke with a Mismatch between Deficit and Infarct. *N Engl J Med*, **378**：11-21, 2018.

6) Liu X, Dai Q, Ye R, et al. Endovascular treatment versus standard medical treatment for vertebrobasilar artery occlusion（BEST）：an open-label, randomised controlled trial. *Lancet Neurol*, **19**：115-122, 2020.

7) Suzuki K, et al：Effect of Mechanical Thrombectomy Without vs With Intravenous Thrombolysis on Functional Outcome Among Patients With Acute Ischemic Stroke：The SKIP Randomized Clinical Trial. *Jama*, **325**：244-253, 2021.

8) Wang Y, et al：Clopidogrel with aspirin in acute minor stroke or transient ischemic attack. *N Engl J Med*, **369**：11-19, 2013.

Summary 急性期のアテローム血栓性脳梗塞において抗血小板薬併用療法が単剤よりも再発予防効果があることを示した.

9) Anderson CS, et al：Rapid blood-pressure lowering in patients with acute intracerebral hemorrhage. *N Engl J Med*, **368**：2355-2365, 2013.

10) Steiner T, et al：Fresh frozen plasma versus prothrombin complex concentrate in patients with intracranial haemorrhage related to vitamin K antagonists(INCH)：a randomised trial. *Lancet Neurol*, **15**：566-573, 2016.

11) Pollack CV Jr, et al：Idarucizumab for Dabigatran Reversal. *N Engl J Med*, **373**：511-520, 2015.

MB Med Reha No.264：8-12, 2021

特集／脳血管障害の診断・治療の進歩とリハビリテーション診療

急性期脳血管障害に対する脳血管内治療の現状

山根文孝*

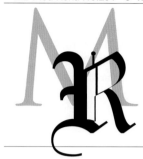

　Abstract　脳主幹動脈による急性期脳血管障害の脳血管内治療の現状を述べた．急性脳動脈閉塞による脳梗塞は閉塞動脈の再開通を早期にはかることにより患者の転帰を改善できる可能性があり，これまで様々な手段による再開通療法が試みられてきた．静脈よりtPA（tissue-plasiminogen activator）を投与する方法，さらに脳血管内治療（新規吸引カテーテルやステントリトリーバーを用いた経皮的機械的血栓回収療法）を追加で施行されるようになり脳塞栓症に対して治療成績はさらに向上した．これらのデバイスを組み合わせ効率良く再開通をはかること，さらに各施設にて発症から再開通までの時間短縮を進めていくことが責務となった．また脳卒中循環器病対策推進基本計画も都道府県ごとに策定整備されていくことになっているが，まだこの治療は地域差があり，各地域で均霑化（きんてん）が進められていく計画となっている．

　Key words　脳主幹動脈閉塞（large vessel occlusion），血栓回収療法（mechanical thrombectomy），血管内治療（endovascular therapy），急性期脳卒中治療（acute stroke therapy）

はじめに

　本稿では脳主幹動脈閉塞に対する脳血管内治療の概略を述べる．特にそれが導入されるまでの経緯，5つの無作為大規模臨床研究（randomised control trial；RCT）とそのメタアナリシスの結果，現在行われている血管内治療とその問題点，そして最後に脳卒中循環器病対策推進基本計画についても触れておく．いずれにしても，血管内治療が臨床現場で受け入れられるようになったのは，新規デバイス開発や血管内治療の技術進歩に追加し，脳卒中治療の現場での革新，すなわち速やかな画像診断が可能となったこと，そして速やかに治療適応の決定がなされ，各種治療が施行されるようになったことが背景にある．さらに術後，脳卒中診療に特化した専門の看護師，PT，OT，ST が配置された ICU 病床（脳卒中ケアユニット：stroke care unit；SCU）が整備されたことが重要である．

2015 年以前の状況

　脳主幹動脈閉塞による脳梗塞の治療は，2005 年アルテプラーゼ（tissue-plasiminogen activator；tPA）静注療法[1]が保険適用となり，発症から 3 時間以内の脳主幹動脈閉塞による脳梗塞に対する急性期治療介入が行われるようになり，より積極的に行われるようになった．そして，救急医療の現場で虚血性脳血管障害に特化した画像診断，エビデンスに則った SCU，急性期・回復期リハビリテーションなどが整備・発展した．2012 年には，tPA 静注療法は発症 3 時間以内から 4.5 時間以内に拡張された[2]．

　一方，血管内治療のエビデンス確立は紆余曲折があった．脳主幹動脈閉塞による脳梗塞に対する

＊ Fumitaka YAMANE，〒 286-8520　千葉県成田市畑ヶ田 852 番地　国際医療福祉大学成田病院脳神経外科，教授

脳血管内治療の歴史は古く，我が国発の脳血管内治療における大規模臨床研究として MELT[3] がある．マイクロカテーテルを閉塞血管の直前まで誘導し，同部よりウロキナーゼを動注する方法で，一定の効果が示された．この研究は CT を中心とした画像診断や患者選択，血管内治療手技の標準化がなされた意義は大きい．しかし，2013 年に IMS-Ⅲ[4]，SYNTHESIS Expansion[5]，MR-RESCUE[6] といった RCT が出て，予想に反して脳血管内治療の有効性は否定された．これは，ホノルルショックなどといわれた[7]．この段階ではすでに第 2 世代ステントリトリーバーが使用され，この新しいデバイスを用いて 2015 年，以下に示す 5 つの RCT が出版され，tPA 静注法に追加して機械的血栓回収療法の有効性が確立した．2013 年に発表された大規模臨床試験と真逆の結果が出た理由は，患者選択基準の厳格化，新規デバイスの使用，急性期脳卒中の診療体制が整備されている施設を選定したためであって，この 3 つのポイントは現在脳卒中急性期治療における診療のコンセプトとして今日まで踏襲されている．

5 つの RCT：MR-CLEAN[8]，ESCAPE[9]，EXTEND-IA[10]，SWIFT-PRIME[11]，REVASCAT[12]

これら大規模臨床成績の発表は 2015 年ナッシュビルにて行われた国際脳卒中学会にて発表され，脳主幹動脈閉塞に対して標準的内科治療に血栓回収療法の追加が予後を有意に改善することが証明された．現在，アメリカの脳卒中学会ガイドラインで血栓回収療法は Class Ⅰa，エビデンスレベル A と最高の推奨事項になっている[13]．その翌年，この 5 つの RCT をまとめたメタ解析[14] にて，急性期前方循環系近位血管の閉塞患者 1,287 例が集積され，12 時間以内に血栓回収療法を行う群，標準的内科治療群に無作為に割り振り，90 日後の mRS（modified Rankin Scale）を比較検討した．mRS スコア 0～2 の予後良好群は血管内治療群 46%，対照群 26.5% と有意に血管内治療群で良

好であった．死亡率，出血性合併症でも有意差は認められなかった．さらに 80 歳以上の高齢者，tPA 適応外の症例，発症から 300 分を越えている症例に対しても有効性が証明された一方で，広範囲梗塞について ASPECTS（Alberta Stroke Programme Early CT Score）≦5，また軽症例 NIHSS（National Institutes of Health Stroke Score）≦10，遠位血管 M2 閉塞，脳底動脈閉塞症など後方循環では有意差に至らなかった．

脳卒中診療の現場では目標とすべき時間として，画像診断から動脈穿刺まで 50 分以内，来院から動脈穿刺まで 75 分以内，来院から再灌流まで 110 分以内であるべきことが提唱されている[15]．これらの関連時間は後に述べる機械的血栓回収療法が 24 時間可能な primary stroke center（PSC）の中核となる施設（PSC core）の施設基準においても重視されている．Standards and guidelines committee of the Society of Neurointerventional Surgery より，理想的な治療関連時間として来院から画像検査開始 30 分以内，来院から動脈穿刺 60 分以内，来院から再灌流 90 分以内とされている[16]．

我が国の脳卒中ガイドラインでは，2017 年追補[17] にてこれらのエビデンスの記載がなされ，血栓回収療法の施行がグレード A となった．実施医療機関は tPA 静注療法が実施可能な環境を有し，本療法を常時実施可能な脳血管撮影装置を備えていることとされた．そして，血栓回収実施医については，日本脳卒中学会，日本脳神経外科学会，日本脳神経血管内治療学会の 3 学会の共同発表にて，日本脳神経血管内治療学会認定の専門医またはこれに準ずる経験を有する術者が行うべきであるとされた[18]．2020 年 9 月 1 日現在，日本脳神経血管内治療学会専門医 1,582 名，脳血栓回収療法実施医 290 名が登録されている（日本脳神経血管内治療学会 HP より）．

さらに，発症時間不明例を含む，最終健常確認時刻から 6～24 時間[19] あるいは 6～16 時間[20] の ICA または MCA M1 閉塞による急性期脳梗塞患

者でいずれも RAPID（iSchemaView 社）を用いて計測された target mismatch（虚血コア<70 ml かつ mismatch ratio>1.8）を有すると判定された症例を対象に，やはり血管内治療の有効性が確認された．ここで，RAPID という血流解析ソフトの使用で定量化されたことの意義は大きい．ただし，我が国では本ソフトウェアは普及せず，虚血コアの判定に用いられていない．そこで，ガイドラインでは，発症前の mRS スコアが 0 または 1 で NIHSS スコアが 10 以上かつ MRI 拡散強調画像 ASPECTS が 7 点以上，あるいは頭部 CT 灌流画像または MRI 拡散強調画像における虚血コア体積と神経症状，あるいは灌流画像での灌流遅延領域にミスマッチがあると判断される症例に対し，最終健常確認時刻から 24 時間以内に本療法を開始することが勧められるなどとなっている[21]．

機械的血栓回収療法の実際と今後の問題点について

新規吸引カテーテルとは，広径なカテーテルで比較的容易に頭蓋内へと誘導できる新しいカテーテルで 2011 年より我が国でも使用されている．これに ADAPT（a direct aspiration first pass technique）という手法にて血栓回収を効率良く行うことができる[22]．現在，血栓回収療法はステントリトリーバーと新規吸引カテーテルの併用で行われることが多い．他にも CAPTIVE[23]，ARTS[24]，SAVE[25]，ASAP[26]などの方法がある．これら諸家による微妙な相違は，いかに効率良く血栓を回収するかという研究で，ステントリトリーバーの回収方法の工夫，新規吸引カテーテルやガイディングカテーテルのバルーン拡張の有無，吸引のタイミングなど非常に多くの実験研究があり，いずれにしても血管内治療の技術の進歩は興味深いといえるが，その詳細は割愛する．

機械的血栓回収療法について，実地上の問題としては広範囲梗塞の適応，M2 など遠位血管，前大脳動脈や後大脳動脈，さらに脳底動脈などの後方循環系に対しての血栓回収の効果は不明であ

る．また tPA を投与せず機械的血栓回収療法のみ群と tPA＋血栓回収療法の群とで RCT もなされ，最近その結果が出版された．現時点でこれらの問題はいずれも controversial である．特に最後の tPA の必要性については異なる 2 つの RCT 結果が出版されている[27)28)]．現在この問題については他にも RCT が進行中であり結論は出ていない．

脳卒中と循環器病対策推進基本計画

2018 年 12 月「健康寿命の延伸等を図るための脳卒中，心臓病その他の循環器病に係る対策に関する基本法」（以下，循環器病対策基本法）が成立し，同法に基づき循環器病対策推進基本計画が 2020 年 10 月に閣議決定された．循環器病対策推進基本計画では，循環器病の予防や正しい知識の普及啓発，保健・医療及び福祉に係るサービスの提供体制の充実及び循環器病の研究推進の 3 つの目標を達成することにより，「2040 年までに 3 年以上の健康寿命の延伸及び循環器病の年齢調整死亡率の減少」を目指すことを全体目標としている．そして各都道府県がその地域事情に合わせた脳卒中・循環器病に対する都道府県計画をこれから策定していく予定となっている．2021 年春に日本脳卒中学会，日本循環器学会が「脳卒中と循環器病克服第二次 5 ヵ年計画」[29]を発表し，具体的に動いている．その骨子は脳卒中，心不全，血管病（急性心筋梗塞，急性大動脈解離，大動脈瘤破裂，末梢動脈疾患）の 3 疾患を対象として，① 人材の育成，② 医療体制の充実，③ 登録事業の促進，④ 予防・国民への啓発，⑤ 臨床・基礎研究の強化という 5 つの事業である．これまで，各地域事情に合わせて，病診連携を進めている地区がある一方，未整備の地区もあり，特に血栓回収療法の地域差が問題となっている．これは急性期医療体制の整備が進み，日本脳卒中学会が中心となってまず rt-PA 静注療法を 24 時間 365 日施行可能な施設を 1 次脳卒中センター（primary stroke center；PSC）として認定する事業が 2019 年度から始まり，2020 年度で 984 施設が認定されている．さらに，機械的血

栓回収療法が 24 時間可能な PSC の中核となる施設(PSC core)の整備が進められつつある．今後 PSC 間の連携や血栓回収脳卒中センター(thrombectomy-capable stroke center；TSC)および包括的脳卒中センター(comprehensive stroke center；CSC)の認定，脳卒中相談窓口の設置や PSC が配置できない医療圏に対する周辺医療圏からの支援体制など機能分担が必須となる．いずれにしても，さらに同法に基づき今後急性期脳梗塞の治療の充実が全国へ一層広がっていくことが期待される．

結　語

臨床現場では予後の改善を実感することもある反面，心原性脳塞栓は基本的には予後不良で，死亡率も高いという現状は依然としてある．特に透析患者，心疾患患者など多臓器に動脈硬化を有する患者では，まだまだ予後は不良でこの疾患を克服しつつあるとはまだいえない．ただし治療適応のある患者には速やかにこの手技を行うべきで，さらに上述したように循環器病対策基本法の成立もあり，日本全国どこでもこの治療が行われるように，早急に整備を進めて行く必要がある．そしてそれは各地域の医療資源にマッチした reasonable なものでなければならない．

文　献

1) The National Institute of Neurological Disorders and Stroke rt-PA stroke study group：Tissue plasminogen activator for acute ischemic stroke. *N Engl J Med*, 333：1581-1587, 1995.

2) Hacke W, et al：Thrombolysis with alteplase 3 to 4.5 hours after acute ischemic stroke. *N Engl J Med*, 359：1317-1329, 2008.

3) Ogawa A, et al：Randomaized trial of intraarterial infusion of urokinase within 6 hours of middle cerebral artery stroke：the middle cerebral artery embolism local fibrinolytic interventional trial(MELT)Japan. *Stroke*, 38：2633-2639, 2007.

4) Broderick JP, et al：Endovascular therapy after intravenous t-PA versus t-PA alone for stroke. *N Engl J Med*, 368：893-903, 2013.

5) Ciccone A, et al：Endovascular treatment for acute ischemic stroke. *N Engl J Med*, 368：904-913, 2013.

6) Kidwell CS, et al：A trial of imaging selection and endovascular treatment for ischemic stroke. *N Engl J Med*, 368：914-923, 2013.

7) Chimowitz MI：Endovascular treatment for acute ischemic stroke--still unproven. *N Engl J Med*, 368：952-955, 2013.

8) Behrkhemer OA, et al, for the MR CLEAN Investigators：A Randamised trial of intraarterial treatment for acute ischemic stroke. *N Engl J Med*, 372：11-20, 2015.

9) Goyal M, et al：Randomized assessment of rapid endovascular treatment of ischemic stroke. *N Engl J Med*, 372：1019-1030, 2015.

10) Campbell BC, et al：Endovascular therapy for ischemic stroke with perfusion-imaging selection. *N Engl J Med*, 372：1009-1018, 2015.

11) Saver JL, et al：Stent-retriever thrombectomy after intravenous t-PA vs. t-PA alone in stroke. *N Engl J Med*, 372：2285-2295, 2015.

12) Jovin TG, et al：Thrombectomy within 8 hours after symptom onset in ischemic stroke. *N Engl J Med*, 372：2296-2306, 2015.

13) Powers WJ, et al, on behalf of the American Heart Association Stroke Council：Guidelines for the early management of patients with acute ischemic stroke：2019 update to the 2018 guidelines for the early management of acute ischemic stroke. A guideline for healthcare professionals from the American Heart Association/American Stroke Association. *Stroke*, 50：e344-e418, 2019.
   Summary 現時点で米国脳卒中初期診療の最新のガイドラインで最も権威がある．我が国のガイドラインへ少なからぬ影響を与えている．

14) Goyal M, et al, for the HERMES collaborators：Endovascular thrombectomy after large-vessel ischaemic stroke：a meta-analysis of individual patient data from five randomized trial. *Lancet*, 387：1723-1731, 2016.
   Summary HERMES は急性期血行再建術の最も重要なメタアナリシスである．その有効性と限界，さらに今後の問題点まで述べられている．初

心者には必読.

15) Saver JL, et al：Time to treatment with endovascular thrombectomy and outcomes from ischemic stroke： A meta-analysis. *JAMA*, **316**：1279-1288, 2016.

16) McTaggart RA, et al：Initial hospital management of patients with emergent large vessel occlusion(ELVO)：Report of the standards and guidelines committee of the Society of Neurointerventional Surgery. *J Neurointerv Surg*, **9**：316-323, 2017
    Summary 脳卒中急性期診療にたずさわるものとしては，一刻も早くカテーテル室に搬入する必要があること，その具体的時間を目標とすることを知らねばならない.

17) 日本脳卒中学会脳卒中ガイドライン［追補 2017］委員会(編)：脳卒中治療ガイドライン 2015［追補 2017］, 2017.〔https://www.jsts.gr.jp/img/guideline2015_tuiho2017.pdf〕

18) 日本脳卒中学会, 日本脳神経外科学会, 日本脳神経血管内治療学会策定：経皮経管的脳血栓回収用機器　適正使用指針, 第 4 版, p.304, 2020.

19) Nogueira RG, et al：Thrombectomy 6 to 24 hours after stroke with a mismatch between deficit and infarct. *N Engl J Med*, **378**：11-21, 2018.

20) Albers GW, et al：Thrombectomy for stroke at 6 to 16 hours with selection by perfusion imaging. *N Engl J Med*, **378**(8)：708-718, 2018.

21) 日本脳卒中学会, 日本脳神経外科学会, 日本脳神経血管内治療学会策定：経皮経管的脳血栓回収用機器　適正使用指針, 第 3 版, p,10, 2018.

22) Turk AS, et al：Initial clinical experience with the ADAPT technique：a direct aspiration first pass technique for stroke thrombectomy. *J Neurointerv Surg*, **6**：231-237, 2014.

23) Taggart RA, et al：Continuous aspiration prior to intracranial vascular embolectomy(CAPTIVE)：a technique which improves outcomes. *J NeuroIntervent Surg*, **9**：1154-1159, 2017.

24) Massari F, et al：ARTS(Aspiration-Retriever Technique for Stroke)：Initial clinical experience. *Interv Neuroradiol*, **22**：325-332, 2016.

25) Maus A, et al：Maximizing first-pass complete reperfusion with SAVE. *Clin Neuroradiol*, **28**：327-338, 2018.

26) Goto S, et al：A Stent-retrieving into an aspiration catheter with proximal balloon(ASAP) technique：A technique of mechanical thrombectomy. *World Neurosurg*, **109**：e468-e475, 2018.

27) Yang P. et al：for the DIRECT-MT Investigators：Endovascular thrombectomy with or without intravenous alteplase in acute stroke. *N Engl J Med*, **382**：1981-1993, 2020.

28) Suzuki K, et al：for the SKIP Study Investigators：Effect of mechanical thrombectomy without vs with intravenous thrombolysis on functional outcome among patients with acute ischemic stroke The SKIP Randomized Clinical Trial. *JAMA*, **325**：244-253, 2021.

29) 日本脳卒中学会, 日本循環器学会：脳卒中と循環器病克服第二次 5 カ年計画―ストップ CVD(脳心血管病)健康長寿を達成するために―, 2021.〔https://www.jsts.gr.jp/img/20210226_5kanenn.pdf〕

MB Med Reha No.264：13-17, 2021

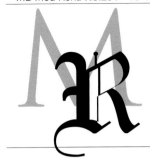

特集／脳血管障害の診断・治療の進歩とリハビリテーション診療

脳卒中に対する急性期リハビリテーション治療

補永　薫*

Abstract 急性期のリハビリテーション治療では，脳卒中発症後早期から適切な評価，予後予測のもと，離床および動作訓練を行うことが重要である．リハビリテーション治療の開始時期に関しては統一的な見解は得られていないが，24〜48時間までには病態を把握したうえで，治療計画を立て，安全性に配慮したうえで開始することが望ましい．ただし，全身状態や病態によっては個々に開始時期を検討する必要がある．離床を目的とした標準的なリハビリテーション治療を進めるとともに，個々の障害に対するアプローチもあわせて行っていく．その際には，目的とする動作に対する課題指向型訓練を行い，必要に応じて補助具や補装具の使用も検討する．脳卒中リハビリテーション治療は急性期から回復期，生活期とつながっており，シームレスな継続が望まれる．そのため，短期的な介入に終始するのではなく，長期的な視点に立って行っていくことが必要である．

Key words 早期リハビリテーション（early rehabilitation），課題指向型訓練（task specific training），急性期（acute phase），脳卒中治療ガイドライン（Japanese Guidelines for the Management of Stroke）

はじめに

　現在，脳卒中診療をめぐる環境は大きな変換のときを迎えている．令和2（2020）年には健康寿命の延伸等をはかるために脳卒中，心臓病その他の循環器病にかかわる対策として，循環器病対策推進基本計画[1]が策定された．リハビリテーション治療はその計画における要点の1つに定められており，リハビリテーション治療の充実が目標事項として挙げられている．今後は，同計画に基づき，各都道府県がその地域事情に合わせた脳卒中・循環器病に対する都道府県計画をこれから策定される予定である．また，日本循環器学会と日本脳卒中学会および関連学会は令和3（2021）年3月に「脳卒中と循環器病克服第二次5ヵ年計画」を公表した[2]．これは，今後の脳卒中診療体制の充実を目指すものであり，脳卒中をはじめとする循環器疾患を制圧するためのロードマップを示すものである．

　これらの政策的な後押しに加え，近年では新規薬剤の開発や血管内治療の進展，医療工学の発展を基盤としたリハビリテーション手法の開発などが進んでいる．2021年は本邦における脳卒中治療ガイドラインの改定も予定されており，脳卒中診療に携わる者としては，常にその流れを把握し，自身の知識を最新のものに更新しておく必要がある．

　本稿では急性期脳卒中におけるリハビリテーション治療の役割と進め方について概説を行う．

急性期におけるリハビリテーション治療の役割

　脳卒中リハビリテーション治療は大きく急性期・回復期・維持期（生活期）に分けられる．それぞれの期の区分についての科学的な根拠はなく[3]，我が国においては利用する医療制度によっ

---

* Kaoru HONAGA，〒113-8421 東京都文京区本郷2-1-1　順天堂大学大学院医学研究科リハビリテーション医学，准教授

て分けられることが多い．脳卒中発症後は，急性期に速やかにリハビリテーション治療を開始し，円滑に回復期および生活期に移行することが求められ，医療と介護の間で切れ目のない継続的なリハビリテーション治療を提供していくことが重要である．

急性期では一連のリハビリテーション治療の開始として，臥床に伴う廃用症候群の予防と早期からの基本動作，日常生活動作の獲得を目指す．ただし，急性期の役割は一様ではなく，脳卒中自体の重症度や患者の社会的背景，生活歴などにより目指すべき役割は異なってくる．

現在，脳卒中の治療や経過観察などで通院・入院している患者約 112 万人のうち，約 16％（約 18万人）が 20〜64 歳といわれている[4]．これら若年発症の脳卒中患者では，日常生活動作の獲得のみならず，復職や復学や自動車運転の再開などといった社会復帰に向けたアプローチも重要となってくる．社会への参加は主に回復期や生活期に挙がってくる問題と捉えられがちであるが，急性期の時点から将来的なロードマップを作っていく必要がある．

早期リハビリテーション治療の考え方

リハビリテーション治療の開始時期に関して，早期からの積極的な訓練が効果的であるという報告は多いが，その具体的な開始時期に関しての統一的な見解は得られていない．急性期においては脳卒中の重症度や併存疾患の悪化などにより呼吸，循環動態が不安定である場合や，脳卒中自体の病態が進行性である場合などでは強い体動や離床により全身状態の悪化をきたすリスクがある．そのため，24〜48 時間までには病態を把握したうえで，リハビリテーションの計画を立て，安全性に配慮したうえでリハビリテーション治療を行っていく必要がある[5]．

1995 年に発表された，Agency for Health Care Policy and Research（AHCPR）guideline では，医学的に可能なら発症から 24〜48 時間以内に寝返り，座位，セルフケアなどの自動運動を開始することが望ましいとしており，リハビリテーション治療の開始を遅らせる必要がある状態として，昏睡，神経徴候の進行，くも膜下出血，脳内出血，重度の起立性低血圧，急性心筋梗塞がある場合を挙げている[6]．我が国での急性期脳卒中における神経症候の増悪の割合は，脳出血では，高血圧性脳出血における血腫の増大が 15％（多くは 6 時間以内），水頭症の増悪が 5％程度，脳梗塞では進行性脳卒中の 20％前後，出血性脳塞栓症の 33〜61％に症状増悪がみられるとの報告もある[7]．そのため，これらの病態がみられる場合は，離床時期は個別に判断する必要がある．

24 時間以内に開始される超早期リハビリテーション治療の有用性を調査した A Very Early Rehabilitation Trial（AVERT）試験では，発症後 24 時間以内の離床を開始した超早期介入群と 24〜48 時間に介入を開始した対象群では，1 次エンドポイントである 3 か月後の modified Rankin Scale（mRS）0〜2 の予後良好の割合はむしろ超早期介入群で対象群よりも有意に低下した[5)8]．AVERT 試験および小規模な RCT を含めた 9 試験の Cochrane のメタ解析でも，超急性期からの離床訓練により予後良好な症例数の増加は認められず，入院期間は 1 日ほど短くなる可能性が示唆されたが，脳卒中の病態によってはむしろ症状が増悪するリスクがあることが示された[9]．

これらの解析結果をもとに American Stroke Association（AHA）の策定した急性期脳卒中治療ガイドラインでは，発症後 24 時間以内の高容量の運動療法は発症後 3 か月における良好な転帰を阻害する可能性があるため，避けるべきである（推奨レベルⅢ：行わないことを強く推奨する）と記載されている[10]．ただし，AVERT 試験はあくまで「離床」（座位・立位・歩行）時期に関する研究であるため，能動的な上肢機能訓練や摂食嚥下訓練などの超急性期リハビリテーション治療すべてを否定するものではないことに注意が必要である．

表 1.
代表的な脳卒中リハビリテーション評価尺度

総合的評価バッテリー
　Fugl-Meyer Assessment
　脳卒中重症度スケール(Japan Stroke Scale；JSS)
　Stroke impairment assessment set(SIAS)
　National institute of Health Stroke Scale(NIHSS)
個々の障害に対応した評価法
　Bunnstrome Stage：運動麻痺の評価法
　Modified Ashworth Scale：筋緊張の評価法
日常生活動作における評価法
　Functional Impairment Measure(FIM)
　Barthel Index(BI)

急性期リハビリテーション治療の進め方

　急性期においては疾患そのものや合併症に対する内科的・外科的治療が主体となるため，関係科と連絡を密にとりながらリハビリテーション治療を進めていく．その際には，適切な評価のもと患者の障害像を把握したうえで，その障害像の予後予測を行い，訓練を開始する．それとともに今後のリハビリテーション治療の道筋をある程度立てることも必要となる．すなわち，急性期リハビリテーション治療後，回復期リハビリテーション病棟へ移るのか，直接自宅退院を目指すのかなどである．

　脳卒中患者の障害の評価では，一般的には総合的な評価セットを用いて大まかな障害像を把握したうえで，主だった障害に対して，個々に特化した評価バッテリーを用いる(**表 1**).

　また，世界保健機構(WHO)で定められた国際障害分類(International Classification of Impairment, Disability and Handicap；ICIDH)や国際生活機能分類(International Classification of Functioning, Disability and Health；ICF)を用いて障害像をまとめることも有効である(**図 1**).

　障害像の把握の後，その障害の機能的・能力的予後の予測を行う．リハビリテーション医療においては行う訓練における利得をあらかじめ予測して行うことが重要であるが，そのためには機能障害の予後予測は不可欠である．現在，様々なリハビリテーション手法が考案されているが，一定以上の脳卒中症状の完全回復は困難なことが多い．そのため，将来的な機能障害の残存を予測したうえで，最適な動作方法や適切な補助具・補装具な

どを検討していく．多くの脳卒中患者においては必ずしも「正常動作」を目指すことが正しいとは限らない．

　具体的な訓練内容に関しては，疾病としての重症度や，症候の重症度によって異なる．脳卒中自体が重篤で呼吸器管理などがなされているのであれば，関節可動域の維持や肺理学療法など廃用症候群の予防および全身状態の改善を主目的とした訓練を行う．意識状態が保たれ，離床が可能な状態であれば，座位や立位などの基本動作訓練や麻痺肢の関節可動域訓練，自動運動訓練などを行う．座位訓練・立位訓練などの離床訓練の開始にあたっては，Japan Coma Scale(JCS) 1 桁で，運動の禁忌となる心疾患や全身合併症がないことを確認したうえで，神経症候の増悪がないことを確認してから開始することが勧められる[3)11)](**表 2**).

　病態に応じた脳卒中に対する標準的なリハビリテーション治療を進めるとともに，個々の障害に対するアプローチを行っていく．一般に脳卒中後の生活動作の再獲得においては目的動作に対する課題指向型訓練(task specific training)が望ましいとされるが，これは急性期においても適応される．すなわち，食事動作や更衣動作などのセルフケアや歩行などの移動訓練もバイタルサインの変動をみながら進める．歩行訓練においては麻痺の状態をみながら，必要に応じて適切な下肢装具を用いて早期から十分量の歩行訓練を行うことは歩行機能の獲得において有用であるとされている．また，将来的な経口摂取の自立を目指して，早期から摂食嚥下機能を評価していくことは重要である[3)9)12)].

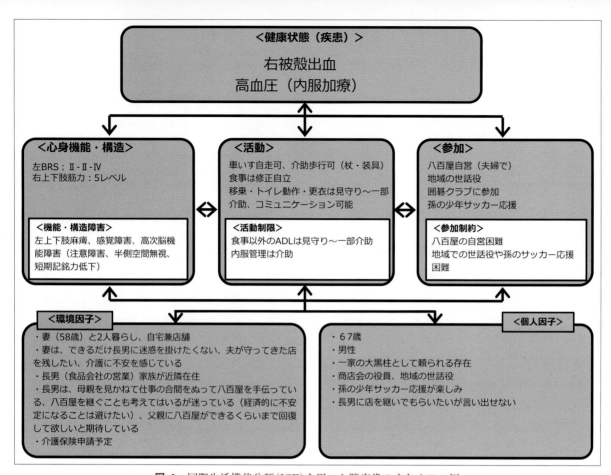

図 1. 国際生活機能分類(ICF)を用いた障害像のまとめの一例
ICF では健康状態, 生活機能(心身機能・活動・参加), 背景因子(環境因子・個人因子)を
組み合わせることによってその人の全体像を表現する. 図は脳出血後左片麻痺を呈した症例
における ICF を用いた障害像のまとめの一例である.

表 2. 座位訓練の開始基準

座位訓練の開始基準
- 意識レベルが JCS1 桁である
- 全身状態が安定している
- 麻痺などの症状の増悪がない

座位訓練の施行基準
- 開始前, 直後, 5 分後, 15 分後, 30 分後に血圧を測定
  →30 分以上となったら次の段階へ
- 1 日 2 回施行, 安定したら回数を増加
- 最高位で 30 分以上可能→車椅子座位訓練開始

座位訓練の中止基準
- 血圧の低下
  10 mmHg 以上→5 分後の回復や自覚症状で判断
  30 mmHg 以上→中止
- 脈拍
  開始前の 30%以上あるいは 120/分以上→中止
- 起立性低血圧症状(気分不良など)→中止

(文献 11 を参照)

おわりに

　脳卒中リハビリテーション治療は急性期から回復期, 生活期とつながっており, シームレスな継続が望まれる. そのため, その開始となる急性期においては, 短期的な介入に終始するのではなく, 長期的な視点に立って, 行っていくことが必要である.

文　献

1) 厚生労働省:循環器病対策推進基本計画. 令和 2 (2020)年 10 月. 〔https://www.mhlw.go.jp/content/10905000/000688415.pdf〕(2021 年 3 月 25 日閲覧)
2) 日本脳卒中学会, 日本循環器学会:脳卒中と循環器病克服第二次 5 ヵ年計画―ストップ CVD(脳心

血管病）健康寿命を達成するために—. 2021. 〔https://www.jsts.gr.jp/img/20210226_5kanenn.pdf〕（2021 年 3 月 25 日閲覧）

3）日本脳卒中学会脳卒中ガイドライン委員会（編）：脳卒中治療ガイドライン 2015〔追補 2019 対応〕. 協和企画，2019.

4）厚生労働省：平成 29（2017）年患者調査の概況. 2019. 〔https://www.mhlw.go.jp/toukei/saikin/hw/kanja/17/index.html〕（2021 年 3 月 25 日閲覧）

5）Bernhardt J, et al：Efficacy and safety of very early mobilization within 24h of stroke onset（AVERT）：a randomized controlled trial. *Lancet*, **386**：46-55, 2015.
Summary 発症後 24 時間以内の超早期リハビリテーション治療と 24 時間以降の治療群を比較したランダム化試験.

6）Gresham GE, et al：Post-Stroke Rehabilitation. Clinical Practice Guideline, No. 16.（AHCPR Publication No. 95-0662）. US Department of Health and Human Services, Public Health Service, Agency for Health Care Policy and Research, 1995.

7）大野喜久郎：脳卒中急性期の神経症状増悪要因

離床待機を考慮すべき病態. 医学のあゆみ. **183**：397-400, 1997.

8）Cumming TB, et al：Early mobilization and quality of life after stroke：Findings from AVERT. *Neurology*, **93**：e717-e728, 2019.

9）Langhorne P, et al：Very early versus delayed mobilisation after stroke. *Cochrane Database Syst Rev*, CD006187, 2018.

10）Powers WJ, et al：Guidelines for the Early Management of Patients With Acute Ischemic Stroke：2019 Update to the 2018 Guidelines for the Early Management of Acute Ischemic Stroke. *Stroke*, **50**：e344-e418, 2019.
Summary アメリカ心臓協会とアメリカ脳卒中協会が策定した急性期脳卒中診療ガイドライン.

11）出江紳一ほか：急性期のリハビリテーション，離床までの評価と訓練. 日本医師会雑誌, **125**：S272-S284, 2001.

12）Winstein CJ, et al：Guidelines for Adult Stroke Rehabilitation and Recovery- A Guideline for Healthcare Professionals from the American Heart Association/American Stroke Association. *Stroke*, **47**：e98-e169, 2016.

新刊

まず知っておきたい！

がん治療の お金, 医療サービス 事典

編集　山﨑知子（宮城県立がんセンター 頭頸部内科　診療科長）

2021年6月　定価2,200円（本体2,000円）　A5判　244頁

治療費用や使える医療サービス・制度、正しい情報収集の方法など、がん治療にあたってまず知っておきたい知識を一冊にまとめました。
患者さんからよくある質問や、症例紹介も交えながら、日々がん患者さんにかかわる医師、歯科医師、看護師、薬剤師、理学療法士、医療ソーシャルワーカーの多職種にわたる執筆陣が、丁寧に解説しました！

主な目次

イラスト・図・表が豊富で読みやすい！

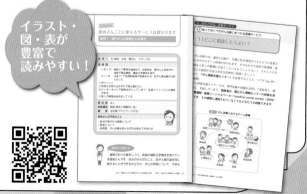

さらに詳しくはこちら

全日本病院出版会
〒113-0033　東京都文京区本郷3-16-4　Tel:03-5689-5989
www.zenniti.com　　Fax:03-5689-8030

MB Med Reha No.264：19-27, 2021

特集／脳血管障害の診断・治療の進歩とリハビリテーション診療

上肢機能障害に対する
リハビリテーション治療

川上途行[*1]　　須田万豊[*2]　　森　直樹[*3]

山田祐歌[*4]　　岡和田愛実[*5]　　金子文成[*6]

Abstract　　上肢運動麻痺への介入アプローチの選択肢は近年増えている．視覚入力により誘導する運動錯覚は，皮質脊髄路の興奮性を増大させ，運動療法との組み合わせで機能改善効果を有する．末梢磁気刺激は，まだ上肢機能障害のアプローチとしての報告が少ないが，簡便さと疼痛の少なさにより今後の臨床応用が期待される．随意運動介助型電気刺激を用いたリハビリテーションは感覚障害や小児患者へ応用が広がっている．新たな修正 CI 療法として，日常生活において健側上肢のマイルドな拘束を行う手法がある．介入手法はそれぞれ特性や効果量が違うため，単一の介入のみで患者の治療を考えるのではなく，パイプラインとして治療法を連携させる戦略が注目されている．

Key words　　運動錯覚（motor illusion），末梢磁気刺激（peripheral magnetic stimulation），随意運動介助型（voluntary movement assistance type），電気刺激（electrical stimulation），修正 CI 療法（modified CI therapy），パイプライン（pipeline）

はじめに

脳卒中後の上肢機能障害は，重大な機能障害の1つである．脳卒中発症後 6 か月時点での麻痺側上肢の機能障害の残存率は 30～66％であり[1)~3)]，完全に改善するのは 5～20％と報告されている[4)]．

これまで片麻痺の上肢機能障害に対しては，改善が難しいという認識から健側による代償動作の獲得が優先されてきた．しかし，近年の脳機能イメージングや電気生理学的手法の発展に伴い，脳卒中などによる損傷脳におけるネットワークレベルの可塑性の存在が示され，機能障害の回復のメカニズムが明らかになりつつある．その知見に基づき，機能障害や神経機能の改善を目指す，新しい治療法が開発されている．本稿では，近年注目されている上肢運動麻痺への介入アプローチについて概説する．

視覚入力により誘導する運動錯覚（KiNvis）

運動実行時の運動感覚を脳内再生する方法として，脳内運動イメージ再生がよく知られる．それに対して，何らかの感覚刺激に伴って，他動的に脳内で運動感覚が再現されることを運動錯覚という．運動錯覚を誘導するモダリティとして，皮膚の伸長刺激，腱の振動刺激，そして視覚刺激が知られる．金子らは，映像内で被験者の身体の一部

[*1] Michiyuki KAWAKAMI, 〒160-0016 東京都新宿区信濃町 35　慶應義塾大学医学部リハビリテーション医学教室，専任講師

[*2] Mabu SUDA，同，助教

[*3] Naoki MORI，同，助教

[*4] Yuka YAMADA，同，助教

[*5] Megumi OKAWADA，同，特任助教

[*6] Fuminari KANEKO，同，特任准教授

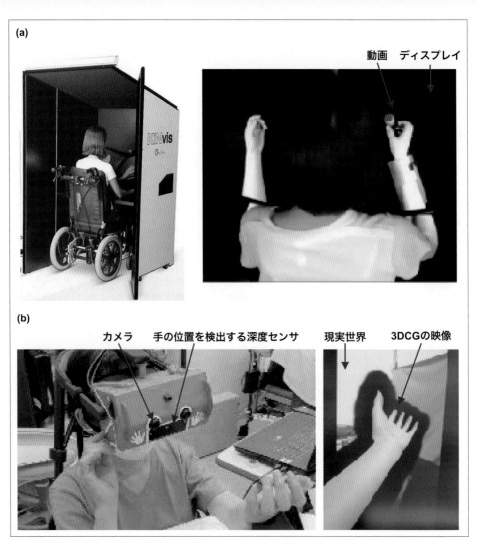

図 1. KiNvis™ システムの紹介
a：Box タイプの KiNvis™：主観的に自己身体と感じられる位置に映像を重ね合わせる.
b：HMD タイプの KiNvis™：HMD に搭載された深度センサにより，自己身体の位置を
　検出して CG 映像を重ね合わせる.

を人工的な身体の映像(コンピュータグラフィックスや事前録画してある映像など)に置き換えて，その人工身体を運動させることにより，運動錯覚を誘導する方法を中心として，他の刺激との組み合わせなどをシステム化した．そのシステムは，すでに脳卒中後や脊髄損傷後の運動麻痺治療などに応用され始めている[5)~9)].

　本邦で販売されている製品として2つのタイプがある．ディスプレイを見ながら閉鎖空間で没入するタイプの KiNvis™-box タイプと，ヘッドマウントディスプレイ(HMD)タイプである[10)]（**図1**）．Box タイプでは，あらかじめ撮影した健康な手指の映像を水平反転してディスプレイに投影し，そのディスプレイと治療側の上肢を重ね合わせる（**図1-a**）．HMD タイプでは，3次元コンピュータグラフィックス(3DCG)と治療側上肢とを映像内で置換する（**図1-b**）．HMD タイプには現実世界を見るためのカメラと手の位置を把握するための深度計が備わっており，現実世界と人工的な世界とを組み合わせた人工現実感(xR)の1つである．どちらのタイプも，外部機器との連動が可能である．

　この錯覚を利用した治療方法として，これまで2種類の方法が開発されてきた．1つ目は，オープ

図 2.
クローズドループタイプの使用方法
安静時の筋活動からしきい値を設定する. 伸筋の筋活動のみが, しきい値を上回ったときに, 人工身体の手指伸展運動が起こる.

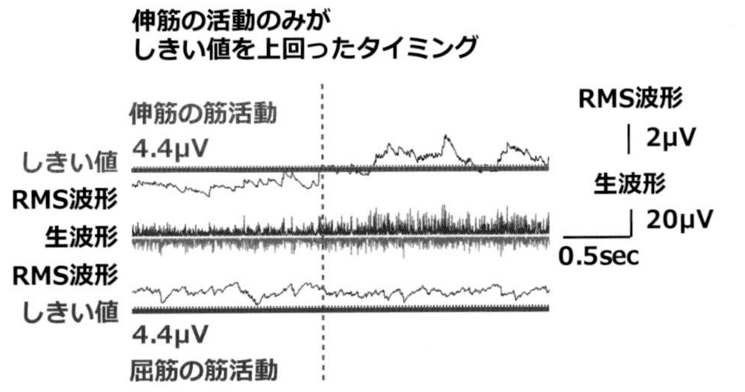

ンループタイプの使用方法である. この方法では, 患者は随意的に努力することを必要としない. 軽く, 運動イメージの脳内再生をすることはあり得る. 人工的身体は患者本人のものとして違和感が生じないものを使用する. そして, 患者の印象として本来存在している位置に身体像のアライメントを合わせる. 映像を提示している間は安静を保ち, 体性感覚入力がない状態とする. また, 提示している映像内の身体運動を実行する主動作筋に対して神経筋電気刺激を行い, 微小な関節運動が起こる程度の強度で同期した刺激を実施する.

もう 1 つの方法は, クローズドループタイプの使用方法であり, 筋電図情報に基づいて映像内の人工身体, あるいは映像と同期させた刺激装置を駆動する "NeuroMuscular-Computer Interface (NmCI)" としての活用である. 随意収縮時の手指伸筋と屈筋の活動を筋電図でモニタリングしながら, 両者の筋電図パタンに応じて, 人工身体の運動を制御するという方法であり, バイオフィードバック療法の 1 つということができる (図 2).

臨床運用としては, 脳卒中後の運動麻痺により手指および手関節伸筋からの筋電図が微小である, あるいは屈筋との異常な共同収縮が強い症例に対して, KiNvis 療法を行う. その後, 随意的運動時に伸筋群からの筋電図が増大するか, あるいは伸展運動を実行しようとしたときに関節運動は生じなくても屈筋からの筋電図が減少傾向にある場合, KiNvis-NmCI 療法に進む. そこでさらに伸筋群の筋電図を選択的に高めることを練習しつつ, 後述する随意運動介助型電気刺激を併用する, という複合的アプローチが想定される.

運動麻痺をきたした症例では, 自身の四肢を意図通りに動かせないことを長期間学習するネガティブな適応が起こる[11][12]. それに対して, 運動錯覚を脳内で誘導するということは, 脳内の運動イメージについては, 健康な状態で運動を実施している感覚イメージに置換する方法であるといえる. この運動イメージの置換, あるいは運動出力モデルの形成は, 心理学的な意味合いではなく, 生理学的に効果があることを, 健常者を対象として示してきた.

① 錯覚を生じない運動観察条件と比較して, KiNvis 中は皮質脊髄路の興奮性が増大する[13][14].

② 対側半球の補足運動野, 背側・腹側運動野などの運動関連領野および, 上・下頭頂小葉, 同側の後頭側頭皮質, 両側の島皮質, 被殻, 尾状核の活動を認める[15] (図 3).

③ 電気刺激との併用で, 一次運動野興奮性増大に関して長期増強様効果が得られる[16].

④ 被験者の意識にのぼらない自発的筋収縮が生じることがある (運動実行系への強い影響を示唆)[17].

また, 一次運動野と体性感覚野に活動がないことが振動刺激で誘導される運動錯覚と明確に異なる点であり, 投射線維系の経路が遮断されている場合においても, 視覚刺激を受けた後に関与する連合線維系の働きで様々な生理学的効果が得られるものと推察できる. この点について, 脳卒中後には投射線維系経路の障害を受けることで運動麻痺を生じることが多いため, 治療として選択するメリットであると考える.

これまでの臨床試験では, 脳卒中発症から 6 か

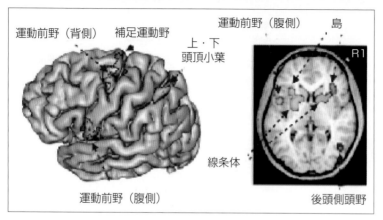

図 3.
視覚刺激による運動錯覚中の脳活動
KiNvis 条件と錯覚を生じない観察条
件との比較で活動が検出された部位.
（文献 15 から一部改変）

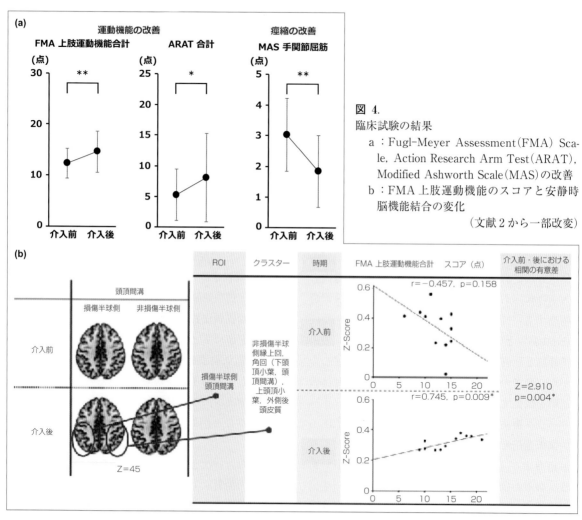

図 4.
臨床試験の結果
　a：Fugl-Meyer Assessment（FMA）Sca-
　　le, Action Research Arm Test（ARAT），
　　Modified Ashworth Scale（MAS）の改善
　b：FMA 上肢運動機能のスコアと安静時
　　脳機能結合の変化
（文献 2 から一部改変）

月以上を経過した慢性期の片麻痺患者で Fugl-Meyer Assessment（FMA）Scale の上肢運動機能の平均が 12.2±2.9 点である，重度の麻痺者を対象とし，10 日間の KiNvis 療法と運動療法の組み合わせによる効果が検証された[6]．麻痺側上肢近位の運動機能や手関節屈筋痙縮の改善（図 4-a），

および運動機能の変化に関連する安静時脳機能結合の変化を認めた（図 4-b）．さらに，現在は KiNvis 療法と KiNvis-NmCI 療法のパイプライン研究が始まっており，後述の随意運動介助型電気刺激や CI 療法へと治療展開が可能である．

末梢磁気刺激

末梢磁気刺激(peripheral magnetic stimulation;PMS)、いわゆる経皮的磁気刺激は、パルス磁場を用いて末梢神経を刺激する非侵襲的な治療である。1981年にシェフィールド大学の研究者グループが、実用的な末梢磁気刺激装置を開発し、ヒトの末梢神経を刺激したことを初めて報告した[18][19]。その特徴については類似する電気治療と比較するとわかりやすい。PMSでは刺激コイルを刺激対象部位に置き、短時間のパルス磁場を発生させることから神経筋電気刺激療法(EMS)と比較し皮膚表面を刺激せずに患部を刺激できることから、痛みを伴わずに患部を刺激できるのが特徴である。また手技的にEMS、経皮的電気刺激療法(TENS)などの電気治療とは異なり対象に電極を貼る必要がないため、服を着たまま患部を刺激でき、限られた治療時間の中で簡便に行える点も他の治療よりも有利な点である。過去40年間で研究や臨床応用への関心が高まっている[20][21]。

脳卒中患者に対するPMSの治療効果を報告したコクランレビュー[22]では、低いエビデンスレベルではあるものの痙性の低下の報告がみられる。Krewerら[23]は上肢に痙縮を認める脳卒中と頭部外傷患者を対象に、20分のPMS刺激後に作業療法20分を行った群とシャム刺激と作業療法を行った群を比較するRCTを報告している。2週間の治療介入終了時点の比較では両群間に有意差はみられなかったものの、介入2週間後のフォローアップ時にPMS使用群で肘の伸筋に有意な痙性の低下を認めた。その他にも少数例での治療経過の報告は散見される。しかしながら、現在のところPMSを用いた脳卒中患者の治療に関して質の高い報告は少なくエビデンスが確立されているとはいえないのが現状である[22]。

また他疾患を含む過去の報告からは、大きく3つの目的に使用されていると考えられる。1つは痙縮の軽減[20][23][24]、2つ目は筋力の増強[25]、そして痛みに対する治療である。痛みについての報告は比較的多く、外傷性腕神経叢症[26]、外傷後の末梢神経障害性疼痛[27]、筋膜性疼痛[28]、急性腰痛症[29]、慢性腰痛症[30][31]などの報告がみられており、いずれも疼痛スコアの軽減が報告されている。

上記のような利点があり、臨床での使い勝手も良いが、電気刺激と比較し本邦での臨床応用はまだ進んでいない。これは磁気刺激装置の価格がその他の電気刺激装置と比較して高額であることが理由として推察される。今後エビデンスが集積されPMSの使用方法を確立することが期待されるとともに、機器導入への障壁が下がることが望まれる。

随意運動介助型電気刺激を用いた
リハビリテーションの新たなエビデンス

本邦では随意運動介助型電気刺激装置を用いたリハビリテーションの上肢運動麻痺に対する機能改善効果が回復期[32]および慢性期[33]の脳卒中患者を対象に報告されており、電気刺激の応用は一般的なものになりつつある。近年では、運動機能のみならず感覚障害に対する改善の可能性が示されている。Tashiroら[34]は、介入後に臨床的な感覚パラメーターおよび体性感覚誘発電位(SEP)の評価における改善を報告している。一般的に改善が難しいと考えられている慢性期の感覚障害の主観的な尺度だけでなく、客観的な尺度で変化を捉えている点で注目されるべき結果であろう。また、成人患者、高齢者だけでなく、小児発症の脳卒中片麻痺患者に対する報告も出てきている。Oshimaら[35]は、12名の小児脳卒中患者への介入を行い、有意な改善を得たと報告している。小児脳卒中患者のリハビリテーションの選択肢、エビデンスはまだ不足しているため、非侵襲的で生活場面に効果を汎化させやすい電気刺激の使用は今後、貴重な治療オプションとなり得るだろう。一方で、小児患者に適した介入期間、運動タスクなどは今後検討される必要がある。

新しい修正 CI 療法のコンセプト

　Taub らの提唱した constraint-induced movement therapy（以下，CI 療法）は健側上肢を一定時間拘束して強制的に麻痺側の使用を促し，並行して麻痺側上肢の訓練を行うことで，その運動能力と使用頻度を改善させるアプローチである[36]．CI 療法は慢性期脳卒中の麻痺の改善にも有効であることが示され[36]，メタアナリシスでもその有効性が報告されている[37)38]．こうした背景があり，本邦でも CI 療法は脳卒中治療ガイドライン 2015 でグレード A の推奨を得ている．

　一方で，CI 療法は入院での施行であり，かつ原法では起床時間のすべてで健側上肢を拘束され，かつ 1 日 6 時間の作業療法を 14 日間の入院期間中 10 日施行するというもので，このプロトコルには方法論的な限界が指摘された．第一に，健側の拘束によって，本来は促したい両手を使用した動作が妨げられてしまうこと[39]．第二に，Page ら[40]が多くの脳卒中患者が CI 療法への参加に消極的であると報告している通り，CI 療法の厳密なプロトコルを非常にストレスに感じる患者がいるということ．第三には，1 人の作業療法士の 1 日のほぼすべての時間が対象患者に費やされるため，コストの関係上施行できる施設が限られる[41]ということだ．

　そのため，CI 療法は数々の亜法（modified CI 療法，以下，mCI 療法）が考案され，多くの施設でその効果が検証されるようになった．

　これらの亜法は，「訓練や健側の拘束の時間」や「運動タスクの難易度」，「施行場所」の modify がほとんど[38)42)43]であるが，Uswatte ら[44]は，指を露出したグローブを装着させる mCI 療法を考案し，スリングを用いて重い拘束を行った群よりも Motor Activity Log（MAL）と実際の運動パフォーマンスの改善が大きかったことを報告した．これは CI 療法のコアな理論の 1 つである「健側上肢の拘束」自体に対する modify の数少ない報告であり，拘束を軽度にし，両手動作を促進する

ことが，麻痺側上肢の機能や日常生活での使用頻度の改善をもたらす可能性を示している．

　上記を踏まえ，日常生活において健側上肢の拘束を患者の運動機能のレベルに合わせて段階的に調整し，かつ作業療法の時間を短縮した新たな mCI 療法を考案された[45]．介入期間は 14 日間とし，1 日の起床時間のうち入浴時間以外は拘束具を装着し，作業療法 3 単位，理学療法 1 単位を行う．用いる拘束具は，スキーグローブ（手指分離可能だが，巧緻動作不能），キーパーグローブ（分離可能だが，さらに巧緻動作不能），ミトン（押さえる，粗大な握り以外の手の使用不能）などで，本人の運動機能に合わせてどれを用いるかを決定している．運動機能，麻痺手使用量ともに介入直後に改善を認め，3 か月後も維持されていた[45]．これらの理論，手法は在宅患者にも応用可能と考えられ，現在，検討が進められている．

これらの治療のポジショニングと臨床応用

　上肢機能障害に対する治療の選択肢は，これまで前述した通り増えてきており，本稿で触れられなかった手法も含め，臨床応用が進んでいる．一方で，介入手法にはそれぞれ特性（対象とする麻痺の重症度）や持っている効果量が違うため，単一の介入のみで患者の治療を行うことは難しい．そこで，近年，パイプラインという考え方が注目されている[46]．治療法を連携させて，患者の改善に合わせて切れ目なく治療していくという戦略は，臨床的に意義のある改善を引き出せる可能性がある[47]．本稿で扱った治療法を用いたパイプラインの検討も始まっており，上肢麻痺の重症度にかかわらず機能改善を目指すための土台が築かれつつある．

文　献

1) Heller A, et al：Arm function after stroke：measurement and recovery over the first three months. *J Neurol Neurosurg Psychiatry*, **50**：714-719, 1987.

2) Sunderland A, et al：Arm function after stroke. An evaluation of grip strength as a measure of recovery and a prognostic indicator. *J Neurol Neurosurg Psychiatry*, **152**：1267-1272, 1989.

3) Wade DT, et al：The hemiplegic arm after stroke：measurement and recovery. *J Neurol Neurosurg Psychiatry*, **46**：521-524, 1983.

4) Nakayama H, et al：Recovery of upper extremity function in stroke patients：the Copenhagen Stroke Study. *Arch Phys Med Rehabil*, **75**：394-398, 1994.

5) Kaneko F, et al：Acute effect of visually induced kinesthetic illusion in patients with stroke：A Preliminary Report. *Int J Neurorehabil*, **3**：212, 2016.

6) Kaneko F, et al：A case series clinical trial of a novel approach using augmented reality that inspires self-body cognition in patients with stroke：Effects on motor function and resting-state brain functional connectivity. *Front Syst Neurosci*, **13**(76)：1-14, 2019.

7) 高橋良輔ほか：モデルベースドな表面筋電図解析は脳卒中後運動麻痺の異常同時収縮評価に有効か？—preliminary single case study—. 第17回日本神経理学療法学術大会. 2019

8) Aoyama T, et al：Feasibility Case Study for Treating a Patient with Sensory Ataxia Following a Stroke with Kinesthetic Illusion Induced by Visual Stimulation. *Prog Rehabil Med*, **28**(5)：20200025, 2020.

9) 丸山 祥ほか：KINVIS療法と従来型運動療法による複合療法にADOC-Hを加えたアプローチによって生活での手の使用が促進した1症例. 作業療法ジャーナル, **54**(13)：1437-1442, 2020.

10) 金子文成, 川上途行：【脳卒中後の上肢機能障害に対するリハビリテーション治療】仮想的に運動機能の拡張を体験させるアプローチ 視覚入力で誘導される運動錯覚. *Jpn J Rehabil Med*, **57**(9)：821-827, 2020.

11) Taub E, et al：The learned nonuse phenomenon：implications for rehabilitation. *Eura Medicophys*, **42**：241-256, 2006.

12) Grefkes C, Fink GR：Connectivity-based approaches in stroke and recovery of function. *Lancet Neurol*, **13**：206-216, 2014.

13) . Kaneko F, et al：Kinesthetic illusory feeling induced by a finger movement movie effects on corticomotor excitability. *Neuroscience*, **149**：976-984, 2007.

14) Aoyama T, et al：The effects of kinesthetic illusory sensation indused by a visual stimulus on the corticomotor excitability of the leg muscles. *Neurosci Letters*, **514**：106-109, 2012.

15) . Kaneko F, et al：Brain regions associated to a kinesthetic illusion evoked by watching a video of one's own moving hand. *PLoS One*, **10**(8)：e0131970, 2015.

16) Kaneko F, et al：Kinesthetic illusion induced by pairing of visual and peripheral nerve stimulation causes sustained enhancement of corticospinal tract excitability. Society for Neuroscience San Diego, pp. 12-16. 2016.

17) Kaneko F, et al：Unaware motor response induced during biological movement visual stimulus-Physiological effects of an augmented reality system for therapy in sensory-motor disorders-. XXI Congress of International Society of Electrophysiology and Kinesiology, p. 45, 2016.

18) Polson MJR：The stimulation of human peripheral nerve trunks by time-varying magnetic fields[Ph D thesis]. University of Sheffield, 1981.

19) Polson MJR, et al：Stimulation of nerve trunk with time-varying magnetic fields. *Med Biol Eng Comput*, **20**：243-244, 1982.

20) Beaulieu LD, Schneider C：Effects of repetitive peripheral magnetic stimulation on normal or impaired motor control. A review. *Neurophysiol Clin*, **43**(4)：251-260, 2013.

21) Kanjanapanang N, et al：Peripheral Magnetic Stimulation. 2021 Feb 8. In：StatPearls(Internet). Treasure Island(FL)：StatPearls Publishing, 2021 Jan. PMID：30252343

22) Sakai K, et al：Repetitive peripheral magnetic stimulation for impairment and disability in people after stroke. *Cochrane Database Syst Rev*, **11**(11)：CD011968, 2019.

23) Krewer C, et al：Effects of repetitive peripheral magnetic stimulation on upper-limb spasticity and impairment in patients with spastic hemiparesis：a randomized, double-blind, sham-controlled study. *Arch Phys Med Rehabil*, **95**(6)：1039-1047, 2014.

24) Krewer C, et al：Effects of repetitive peripheral magnetic stimulation on upper-limb spasticity

and impairment in patients with spastic hemiparesis : a randomized, double-blind, sham-controlled study. *Arch Phys Med Rehabil*, **95**(6) : 1039-1047, 2014.

25) Baek J, et al : Effects of Repetitive Peripheral Magnetic Stimulation Over Vastus Lateralis in Patients After Hip Replacement Surgery. *Ann Rehabil Med*, **42**(1) : 67-75, 2018.

26) Khedr EM, et al : Therapeutic effects of peripheral magnetic stimulation on traumatic brachial plexopathy : clinical and neurophysiological study. *Neurophysiol Clin*, **42**(3) : 111-118, 2012.

27) Leung A, et al : Transcutaneous magnetic stimulation(TMS)in alleviating post-traumatic peripheral neuropathic pain States : a case series. *Pain Med*, **15**(7) : 1196-1199, 2014.

28) Smania N, et al : Repetitive magnetic stimulation : a novel therapeutic approach for myofascial pain syndrome. *J Neurol*, **252**(3) : 307-314, 2005.

29) Lim YH, et al : Effects of Repetitive Peripheral Magnetic Stimulation on Patients With Acute Low Back Pain : A Pilot Study. *Ann Rehabil Med*, **42**(2) : 229-238, 2018.

30) Massé-Alarie H, et al : Repetitive peripheral magnetic neurostimulation of multifidus muscles combined with motor training influences spine motor control and chronic low back pain. *Clin Neurophysiol*, **128**(3) : 442-453, 2017.

31) Massé-Alarie H, et al : Peripheral neurostimulation and specific motor training of deep abdominal muscles improve posturomotor control in chronic low back pain. *Clin J Pain*, **29**(9) : 814-823, 2013.

32) Shindo K, et al : Effectiveness of hybrid assistive neuromuscular dynamic stimulation therapy in patients with subacute stroke : a randomized controlled pilot trial. *Neurorehabil Neural Repair*, **25**(9) : 830-837, 2011.

33) Fujiwara T, et al : Modulation of cortical and spinal inhibition with functional recovery of upper extremity motor function among patients with chronic stroke. *Restor Neurol Neurosci*, **33**(6) : 883-894, 2015.

34) Tashiro S, et al : Neuromuscular electrical stimulation-enhanced rehabilitation is associated with not only motor but also somatosensory cortical plasticity in chronic stroke patients—an interventional study. *Ther Adv Chronic Dis*, **10** : 2040622319889259, 2019.

35) Oshima O, et al : Effects of hybrid assistive neuromuscular dynamic stimulation therapy for hemiparesis after pediatric stroke : a feasibility trial. *Disabil Rehabil*, **43**(6) : 823-827, 2021.

36) Taub E, et al : Technique to improve chronic motor deficit after stroke. *Arch Phys Med Rehabil*, **74**(4) : 347-354, 1993.

37) Thrane G, et al : A meta-analysis of constraint-induced movement therapy after stroke. *J Rehabil Med*, **46**(9) : 833-842, 2014.

38) Kwakkel G, et al : Constraint-induced movement therapy after stroke. *Lancet Neurol*, **14**(2) : 224-234, 2015.

39) Rose DK, Winstein CJ : Bimanual training after stroke : are two hands better than one? *Top Stroke Rehabil*, **11**(4) : 20-30, 2004.

40) Page SJ, et al : Stroke patients' and therapists' opinions of constraint-induced movement therapy. *Clin Rehabil*, **16**(1) : 55-60, 2002.

41) Viana R, Teasell R : Barriers to the implementation of constraint-induced movement therapy into practice. *Top Stroke Rehabil*, **19**(2) : 104-114, 2012.

42) Shi YX, et al : Modified constraint-induced movement therapy versus traditional rehabilitation in patients with upper-extremity dysfunction after stroke : a systematic review and meta-analysis. *Arch Phys Med Rehabil*, **92**(6) : 972-982, 2011.

43) Baldwin CR, et al : Modified Constraint-Induced Movement Therapy is a feasible and potentially useful addition to the Community Rehabilitation tool kit after stroke : A pilot randomised control trial. *Aust Occup Ther J*, **65**(6) : 503-511, 2018.

44) Uswatte G, et al : Contribution of the shaping and restraint components of Constraint-Induced Movement therapy to treatment outcome. *Neuro Rehabilitation*, **21**(2) : 147-156, 2006.

45) 下村忠賛ほか：若年発症脳腫瘍後の上肢機能障害に対する段階的なニューロリハビリテーション治療の経験―生活の中での麻痺手の使用頻度向上を達成した1例―. *Jpn J Rehabil Med*, **57** : 1099-1104, 2020.

46) 川上途行：神経リハビリテーションはどこまで進

むか？　ニューロリハビリテーションの臨床応
用のための戦略　パイプラインという考え方.
Jpn J Rehabil Med, **56**(秋季特別号)：S205, 2019.
47) Kawakami M, et al：A new therapeutic applica-
tion of brain-machine interface(BMI) training
followed by hybrid assistive neuromuscular
dynamic stimulation(HANDS) therapy for
patients with severe hemiparetic stroke： A
proof of concept study. *Restor Neurol Neurosci*,
34(5)：789-797, 2016.

MB Med Reha **No.264**：**28-33**, 2021

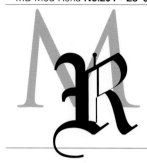

体幹機能障害に対する リハビリテーション治療

藤野雄次[*1]　松田雅弘[*2]　藤原俊之[*3]

Abstract　脳血管障害後の体幹機能障害は，機能予後や日常生活活動の改善を阻害する要因であることが知られている．体幹機能障害は，他の神経学的・神経心理学的所見と同様に，臨床的な体幹機能評価法や非侵襲脳刺激による評価によって体幹の機能障害（impairment）と能力低下（disability）とを解釈する必要がある．体幹機能障害に対する治療については，課題関連体幹トレーニング（task-related trunk training）の概念のもとに効果検証されており，体幹の機能障害と能力低下を適切に解釈し，課題志向的にプログラムを立案する必要がある．本稿では，これまでに提唱されている体幹機能障害の評価と，体幹機能障害の治療における現行のエビデンスや併用療法の効果について紹介する．

Key words　脳血管障害（stroke），体幹（trunk），評価（assessment），リハビリテーション（rehabilitation）

はじめに

脳血管障害後の体幹機能障害は，歩行能力や日常生活の自立度を低下させることから[1)2)]，体幹機能障害に対する評価と治療はリハビリテーション診療における主要なテーマの1つである．また，車いすレベルでの ADL 獲得ならびに介助量軽減が求められる重度片麻痺患者では，座位や起居動作を含む体幹機能の評価が重要となる．本稿では，脳血管障害患者における体幹機能障害の評価と治療について概説する．

体幹機能障害の評価

1．臨床的体幹機能評価法

体幹機能障害とは，脳血管障害に伴う一次性の機能障害（impairment）を指し，体幹の筋力，姿勢制御反応，垂直認知などが該当する．一方，現行

の評価指標の多くは，起居動作能力や静的・動的座位バランス能力といった体幹パフォーマンスを評価しているものであり，運動麻痺や感覚障害，恐怖感といった心理面などの体幹機能障害以外の要素が含まれた能力をみていることを考慮すべきである．ここでは，体幹機能障害を機能障害（impairment）と能力低下（disability）に区別して評価方法を紹介する．

1）機能障害の評価

脳血管障害患者の体幹機能障害を総合的に評価するスケールには，Fujiwara らが開発した Trunk Impairment Scale（TIS）（**表1**）がある[3)]．これは，体幹の垂直知覚，回旋筋力，立ち直り反射の TIS 評価項目に，SIAS（Stroke Impairment Assessment Set）体幹項目（垂直性と腹筋力）を追加した7項目で評価する．網羅的に体幹の機能障害レベルの評価が可能であり，ADL との関連も示され

[*1] Yuji FUJINO，〒 113-0033　東京都文京区本郷 3-2-12　順天堂大学保健医療学部理学療法学科，助教
[*2] Tadamitsu MATSUDA，同，先任准教授
[*3] Toshiyuki FUJIWARA，同大学大学院医学研究科リハビリテーション医学，教授／同大学保健医療学部理学療法学科，教授

表 1. Fujiwara らによる Trunk Impairment Scale (TIS)

項 目		方 法	採 点
1. 体幹の垂直知覚		患者はベッド端か背もたれのない椅子に足底非接地の状態で座る。検査者は患者の両肩を把持した状態で体幹を左右に動かし，体幹が垂直と感じた位置を知らせるよう指示する。検査者は，ヤコビー線の中点を通る垂直線 (0°) からの体幹角度偏倚の程度を記録する。	体幹角度偏倚 0：30°以上 1：20°以上 30°未満 2：10°以上 20°未満 3：10°未満
2. 体幹回旋筋力	：麻痺側	患者は，背臥位 (腕組み・下肢伸展位) から非麻痺側へ体幹を回旋させる。上下肢でベッドを押すことや，シーツを引っ張ることは認めないが，体幹を安定させるための等尺性収縮と，体幹回旋時の外腹斜筋以外の筋活動 (例：大胸筋) は許容する。	麻痺側外腹斜筋 0：収縮がない 1：収縮を視認できるが回転しない 2：麻痺側の肩甲骨が持ち上がるが完全な回旋ではない 3：完全に体幹を回旋できる
3. 体幹回旋筋力	：非麻痺側	2. の方法に準じて麻痺側へ回旋する。	非麻痺側外腹斜筋 0：収縮がない 1：収縮を視認できるが回転しない 2：非麻痺側の肩甲骨が持ち上がるが完全な回旋ではない 3：完全に体幹を回旋できる
4. 立ち直り反射	：麻痺側	患者はベッド端か背もたれのない椅子に座る。検査者は，非麻痺側方向へ患者の肩を押し (約 30°)，麻痺側の体幹に生じる反射の程度を採点する。	麻痺側体幹の立ち直り反射 0：反射なし 1：反射はごくわずかであり，正中位に姿勢を戻すことができない 2：反射は強くないが，正中位に姿勢を戻すことができる 3：十分な反射があり，直ちに正中位へ姿勢を戻すことができる
5. 立ち直り反射	：非麻痺側	4. の方法に準じて麻痺側へ患者の肩を押す。	非麻痺側体幹の立ち直り反射 0：反射なし 1：反射はごくわずかであり，正中位に姿勢を戻すことができない 2：反射は強くないが，正中位に姿勢を戻すことができる 3：十分な反射があり，直ちに正中位へ姿勢を戻すことができる
6. SIAS 体幹機能	：垂直性	背もたれありの座位姿勢を観察する。	0：座位がとれない 1：常に側方に傾いた座位であり，垂直位に姿勢を修正できない 2：指示があれば垂直位で座れる 3：正常に座れる
7. SIAS 体幹機能	：腹筋力	患者は車いすか背もたれ付きの椅子に座り，殿部を前にずらし，体幹を 45°後方へ傾けて背もたれに寄りかかる。検査者は背もたれから体幹を起こし，座位姿勢になるように指示する。	0：垂直位まで起き上がれない 1：抵抗がなければ起き上がれる 2：胸骨の圧迫に抗して起き上がれる 3：十分な腹筋力があり，強い抵抗に抗して起き上がれる
			合 計　　　　/21 点

SIAS : Stroke Impairment Assessment Set

（文献 3 を筆者が日本語訳）

ている[3].

2）能力低下（パフォーマンス）の評価

能力低下の評価には Trunk Control Test (TCT)（表 2）[4]と，Verheyden らが開発した TIS（表 3）[5)6]がある。Verheyden らの TIS は静的座位バランス，動的座位バランス，協調動作で構成さ

れており，機能障害というよりは能力低下の評価といえる。その他，脳血管障害後の姿勢バランスの評価指標である Postural Assessment Scale for Stroke (PASS)[7]の 12 項目（各項目 0〜3 点，36 点満点）のうち，体幹パフォーマンスの 5 項目から構成される Trunk Control Item of the PASS

表 2. Trunk Control Test（TCT）

テスト（ベッド上）		採点方法
① 麻痺側への寝返り		0 点：自分でできない 12 点：できるが正常な方法ではない*² 25 点：正常にできる
② 非麻痺側への寝返り		
③ 臥位からの起き上がり		
④ 座位バランス*¹		
体幹スコア ［①＋②＋③＋④］＝	/100 点	

*¹：ベッド端に足底をつかずに少なくとも 30 秒間保持する課題
*²：寝具やひも，安全柱などをを引っ張ったり，座るときに姿勢を安定
　　させるために腕を使って動作を遂行する場合

（文献 4 を筆者が日本語訳，一部改変）

表 3. Verheyden らによる Trunk Impairment Scale（TIS）の日本語版

開始姿位はどの項目も同じである．患者は背もたれや肘掛けのないベッドや治療台の端に座る．
大腿はベッドや治療台に完全につけ，足部は腰幅で床に全面接地させる．膝関節角度は 90° とする．上肢は足の上に載せる．もし過緊張があるならば片麻痺の上肢はその位置が開始肢位として設定される．頭部と体幹は中間位とする．
もし患者の得点が最初の項目で 0 点であれば，TIS の全得点は 0 点となる．
テストの各項目は 3 回行うことができる．最も高い得点が採択される．事前に練習は行わない．
患者は施行間に訂正されても良い．
テストは患者に口頭で説明し，必要に応じて実演して行う．

項　目	静的座位バランス		
1	開始座位	・患者が転倒する，または上肢の支持なしで 10 秒間は，開始座位を保持できない	□0
		・患者は 10 秒間開始座位を保持できる もし点数が 0 点ならば TIS の合計点は 0 点となる	□2
2	開始座位 検者が非麻痺側下肢を麻痺側下肢の上に組ませる	・患者が転倒する，または上肢の支持なしで 10 秒間は，開始座位を保持できない	□0
		・患者が 10 秒間開始座位を保持できる	□2
3	開始座位 患者が非麻痺側下肢を麻痺側下肢の上に組む	・患者が転倒する	□0
		・患者はベッドや治療台上の上肢の支持なしでは下肢を組めない	□1
		・患者は下肢を組むが，体幹が 10 cm 以上後傾する，もしくは手で下肢を補助する	□2
		・患者は体幹の偏移や上肢の補助なく下肢を組む	□3
		静的座位バランスの合計	/7
項　目	動的座位バランス		
1	開始座位 患者は麻痺側の肘でベッドや治療に一度触れ（麻痺側を縮め非麻痺側を伸ばす），開始座位に戻るように指示される	・患者が転ぶ，いずれかの上肢の補助を必要とする，もしくは肘がベッドや治療台に触れない	□0
		・患者は能動的に補助なしで動き，肘がベッドや治療台に触れる もし点数が 0 点ならば項目 2．3 は 0 点となる	□1
2	項目 1 を繰り返す	・患者は短縮/伸張を行えない，もしくは反対側の体幹を短縮/伸張させる	□0
		・患者が適切に体幹を短縮/伸張させられる もし点数が 0 点ならば項目 3 は 0 点となる	□1
3	項目 1 を繰り返す	・患者は代償する． 可能性のある代償動作は (1)上肢の使用 (2)反対側の股関節外転 (3)股関節屈曲（もし肘が大腿の半分の長さより遠位のベッドまたは治療台に触れた場合） (4)膝関節屈曲 (5)足部の移動	□0
		・患者は代償なしに動く	□1
4	開始姿位 患者は非麻痺側の肘でベッドや治療台を触り（非麻痺側を縮め麻痺側を伸ばす），開始姿位に戻るように指示される	・患者が転ぶ，いずれかの上肢の補助を必要とする，もしくは肘がベッドや治療台に触れない	□0
		・患者が能動的に補助なしで動き，肘がベッドや治療台に触れる もし点数が 0 点ならば項目 5・6 は 0 点となる	□1

表 3. つづき

5	項目4を繰り返す	・患者は短縮/伸張を行えない，もしくは反対側の体幹を短縮/伸張させる	□ 0
		・患者は適切に体幹を短縮/伸張させられる	□ 1
		もし点数が0点ならば項目6は0点となる	
6	項目4を繰り返す	・患者は代償する. 可能性のある代償動作は (1)上肢の使用 (2)反対側の股関節外転 (3)股関節屈曲（もし肘が大腿の半分の長さより遠位のベッドまたは治療台に触れた場合） (4)膝関節屈曲 (5)足部の移動	□ 0
		・患者は代償なしに動く	□ 1
7	開始姿位 患者は麻痺側の骨盤をベッドや治療台から持ち上げ（麻痺側を縮め非麻痺側を伸ばす），開始姿位に戻るように指示される	・患者は短縮/伸張が行えない，もしくは反対側の体幹を短縮/伸張させる	□ 0
		・患者は適切に体幹を短縮/伸張させられる	□ 1
		もし点数が0点ならば項目8は0点となる	
8	項目7を繰り返す	・患者は代償する. 可能性のある代償動作は (1)上肢の使用 (2)同側の足部で床を押す（踵が床から離れる）	□ 0
		・患者は代償なしで動く	□ 1
9	開始姿位 患者は非麻痺側の骨盤をベッドや治療台から持ち上げ（非麻痺側を縮め麻痺側を伸ばす），開始姿位に戻るように指示される	・患者は短縮/伸張が行えない，もしくは反対側の体幹を短縮/伸張させる	□ 0
		・患者は適切に体幹を短縮/伸張させられる	□ 1
		もし点数が0点ならば項目10は0点となる	
10	項目9を繰り返す	・患者は代償する. 可能性のある代償動作は (1)上肢の使用 (2)同側の足部で床を押す（踵が床から離れる）	□ 0
		・患者は代償なしで動く	□ 1
		動的座位バランスの合計	/10

項目	強調動作		
1	開始姿位 患者は開始姿位で頭部を固定したまま，初めに麻痺側を動かし，上部体幹を6回（各肩を3回ずつ前方に突き出すように），回旋させる	・麻痺側が3回動かない	□ 0
		・回旋は非対称である	□ 1
		・回旋は対称である	□ 2
		もし点数が0点ならば項目2は0点となる	
2	6秒以内に項目1を行う	・回旋は非対称である	□ 0
		・回旋は対称である	□ 1
3	開始姿位 患者は上部体幹を開始姿位で固定したまま，初めに麻痺側を動かし，下部体幹を6回（各膝を3回ずつ前方に出すように），回旋させる	・麻痺側が3回動かない	□ 0
		・回旋は非対称である	□ 1
		もし点数が0点ならば項目4は0点となる	
4	6秒以内に項目3を行う	・回旋は非対称である	□ 0
		・回旋は対称である	□ 1
		協調動作の合計	/6
		Trunk Impairment Scale の合計点	/23

（文献6より引用）

(PASS-TC)（**表4**)[8]がある.

2. 経頭蓋磁気刺激による評価

Fujiwaraらは，片麻痺患者に対して経頭蓋磁気刺激による外腹斜筋と傍脊柱筋の運動誘発電位（motor evoked potential；MEP）を検証し，非損傷半球刺激による外腹斜筋の同側性MEP振幅の比（MEP ratio)※と臨床的体幹機能評価法のスコアの改善とが相関することを報告している[9]．このことから，片麻痺患者における体幹機能の回復には，非損傷半球からの同側性経路による代償ならびに外腹斜筋の制御が重要であり，体幹筋MEPの評価は体幹の機能障害レベルの評価や回

※MEP ratio：脊髄根刺激によって得られた振幅に対するMEP振幅の比

表 4. Trunk Control Item of the Postural Assessment Scale for Stroke
(PASS-TC)

① 支持なしでの座位	0 点：座れない 1 点：わずかな支持で座れる（例：片手での支持） 2 点：支持なしで 10 秒以上座れる 3 点：支持なしで 5 分間座れる
② 背臥位から麻痺側への側臥位 ③ 背臥位から非麻痺側への側臥位 ④ 背臥位から端座位 ⑤ 端座位から背臥位	0 点：実施できない 1 点：多くの介助があれば実施できる 2 点：わずかな介助があれば実施できる 3 点：介助なしで実施できる
合計スコア ［①＋②＋③＋④＋⑤］＝	/15 点

（文献 8 を筆者が日本語訳，一部改変）

表 5. Task-related trunk training（TRTT）の一例

運 動	詳 細	目 的
1. ブリッジング	• 立て膝背臥位から骨盤を挙上する • 立て膝背臥位から骨盤を挙上し，麻痺側/非麻痺側下肢をベッドから持ち上げる	体幹伸展筋力の向上
2. 起き上がり	• 立て膝背臥位で頭部を持ち上げる • 立て膝背臥位で頭部を持ち上げ，上部体幹を左右に回旋させる	体幹屈筋筋力の向上
3. 体幹の屈曲・伸展	• 座位で下部体幹を動かさずに上部体幹を屈伸する • 座位で下部体幹を選択的に前後屈させる	体幹屈伸展時の体幹制御の向上
4. 体幹の側屈	• 座位姿勢から左右の肘をベッドについて元に戻る • 座位で左右の骨盤を持ち上げて元に戻る	体幹側屈時の体幹制御の向上
5. 体幹の回旋	• 座位で左右の肩を前後に動かす • 座位で左右の膝を前後に動かす	体幹回旋時の体幹制御の向上
6. リーチング	• 座位で股関節屈曲によって体幹を前傾し，肩の高さに設定した点にリーチする • 座位で肩の高さで斜め前方にリーチする	リーチ時の体幹制御の向上

（文献 13 を筆者が日本語訳）

復予測に有用と考えられる．

体幹機能障害に対する治療

1．運動療法

　Criekinge らは脳血管障害患者における体幹トレーニングの効果をレビューおよびメタ分析し，体幹トレーニングは体幹の静的姿勢制御には効果がないとする一方，体幹の動的制御，座位・立位バランス，移動能力を改善させる強い根拠があることを示している[10]．これら体幹トレーニングに関する有効性は，単一の運動ではなく体幹筋力，協調性，選択的な体幹活動などに焦点を当てた運動プログラムの組み合わせによるものである．このようなアプローチは，課題関連体幹トレーニング（task-related trunk training；TRTT）（**表 5**）と呼ばれ，運動障害の軽減と最適な姿勢制御戦略を引き出すことを促し，実環境における機能的な動作を獲得するための目標指向的なリハビリテーション戦略とされる[11)~13)]．

2．運動療法と他の治療との併用

　生活期脳血管障害患者に対し，TRTT に経皮的電気神経刺激（transcutaneous electrical nerve stimulation；TENS）による麻痺側の広背筋と外腹斜筋の刺激（周波数 100 Hz，パルス幅 0.2 ms）を併用した在宅プログラムを実施し，TENS 併用群は TRTT 単独（TENS sham 刺激）群および TRTT 非実施群よりも体幹筋力やリーチ能力，体幹パフォーマンスが有意に改善することが示されている[13]．その他，脳血管障害患者の脊柱・骨盤アライメント異常に対し，バネ張力によって体幹

伸展と骨盤前傾を補助する体幹装具を下肢装具と
併用することにより，立脚終期の足関節底屈モー
メントや歩行速度を向上させることが報告されて
いる[14].

おわりに

　体幹機能障害に対する臨床的評価法や経頭蓋磁
気刺激による評価に基づいて治療すべき内容や予
後を検討し，課題志向的な運動プログラムを計画
することが望まれる．近年では体幹トレーニング
に様々な治療戦略を組み合わせる取り組みがなさ
れており，それぞれの治療効果を吟味して体幹機
能障害の改善を促進し，患者の機能予後を好転化
させる必要がある．

文　献

1) Tsang YL, Mak MK：Sit-and-reach test can predict mobility of patients recovering from acute stroke. *Arch Phys Med Rehabili*, **85**：94-98, 2004.

2) Di Monaco M, et al：The relationship between initial trunk control or postural balance and inpatient rehabilitation outcome after stroke：a prospective comparative study. *Clin Rehabil*, **24**：543-554, 2010.

3) Fujiwara T, et al：Development of a new measure to assess trunk impairment after stroke（trunk impairment scale）：its psychometric properties. *Am J Phys Med Rehabil*, **83**：681-688, 2004.
　Summary　体幹の機能障害に焦点を当てた評価を
開発し，信頼性や妥当性などを検証している.

4) Collin C, Wade DT：Assessing motor impairment after stroke：a pilot reliability study. *J Neurol Neurosurg Psychiatry*, **53**：576-579, 1990.

5) Verheyden G, et al：The Trunk Impairment Scale：a new tool to measure motor impairment of the trunk after stroke. *Clin Rehabil*, **18**：326-334, 2004.

6) 楠本泰士ほか：痙直型脳性麻痺患者における Trunk Impairment Scale の信頼性と妥当性．理学療法学，**47**：181-188，2020.

7) Benaim C, et al：Validation of a standardized assessment of postural control in stroke patients：the Postural Assessment Scale for Stroke Patients（PASS）. *Stroke*, **30**：1862-1868, 1999.

8) Hsieh CL, et al：Trunk control as an early predictor of comprehensive activities of daily living function in stroke patients. *Stroke*, **33**：2626-2630, 2002.

9) Fujiwara T, et al：The relationships between trunk function and the findings of transcranial magnetic stimulation among patients with stroke. *J Rehabil Med*, **33**：249-255, 2001.

10) Criekinge TV, et al：The effectiveness of trunk training on trunk control, sitting and standing balance and mobility post-stroke：A systematic review and meta-analysis. *Clin Rehabil*, **33**：992-1002, 2019.
　Summary　体幹トレーニングの効果をメタ分析
し，フォレストプロットを提示している文献.

11) Verheyden G, et al：Additional exercises improve trunk performance after stroke：a pilot randomized controlled trial. *Neurorehabil Neural Repair*, **23**：281-286, 2009.

12) Karthikbabu S, et al：Comparison of physio ball and plinth trunk exercises regimens on trunk control and functional balance in patients with acute stroke：a pilot randomized controlled trial. *Clin Rehabil*, **25**：709-719, 2011.

13) Chan BK, et al：A home-based program of transcutaneous electrical nerve stimulation and task-related trunk training improves trunk control in patients with stroke：a randomized controlled clinical trial. *Neurorehabil Neural Repair*, **29**：70-79, 2015.

14) Katsuhira J, et al：Immediate synergistic effect of a trunk orthosis with joints providing resistive force and an ankle-foot orthosis on hemiplegic gait. *Clin Interv Aging*, **13**：211-220, 2018.

新刊

カラーアトラス
爪の診療実践ガイド
改訂第2版

カラーアトラス
爪の診療実践ガイド
改訂第2版

編集◎安木良博（佐賀記念病院／昭和大学）
　　　田村敦志（伊勢崎市民病院）

全日本病院出版会

編集　**安木良博**（佐賀記念病院／昭和大学）
　　　田村敦志（伊勢崎市民病院）

2021年6月発行　　B5判　274頁
定価7,920円（本体7,200円＋税）

さらに
詳しくはこちら！

大好評書籍の改訂版がボリュームアップして登場！

爪の解剖や年代別特徴などの基礎知識から、画像診断、各疾患の治療法まで多数の臨床写真をもとに詳説。
特に過彎曲爪の保存的治療、薬剤による爪障害、生検の仕方を含めた爪部の病理組織、麻酔・駆血法についての新項目を加え、各分野のエキスパートが初版から症例写真・文献・最新知見の追加等を行いました！基礎から実践まで徹底網羅した、爪診療に携わるすべての方必読の一書です！

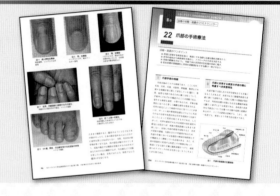

全日本病院出版会
www.zenniti.com

〒113-0033 東京都文京区本郷 3-16-4　Tel：03-5689-5989
Fax：03-5689-8030

特集／脳血管障害の診断・治療の進歩とリハビリテーション診療

半側空間無視に対する
最新のリハビリテーション治療

辻本憲吾[*1]　　水野勝広[*2]

Abstract　半側空間無視は損傷半球と反対側の空間の刺激に対する反応の低下または欠如が認められる疾患である．右半球損傷の 50〜70％の患者に出現し，無視症状が残存していることで自宅復帰が困難になる可能性が高く，日常生活において重大な支障をきたす可能性のある疾患である．近年のイメージング技術の発展により，現在では，腹側注意経路の失調による左右半球間の不均衡が原因であることが最も有力な説である．さらに，急性期と維持期では，神経機構が異なることが明らかになっている．半側空間無視に対する評価は，机上評価（Behavioral Inattention Test；BIT）と観察評価（Catherine Bergego Scale；CBS や Kessler Foundation Neglect Assessment Process；KF-NAP）が一般的であるが，サブタイプ別に評価することも重要となってくる．リハビリテーションは過去に様々な手法が提唱されている．現在の最も効果があるリハビリテーションとしてプリズム適応療法，経頭蓋磁気刺激が報告されている．また，近年では virtual reality（VR）を用いたリハビリテーションも提唱されている．

Key words　半側空間無視（unilateral spatial neglect；USN），リハビリテーション（rehabilitation），プリズム適応（prism adaptation），経頭蓋磁気刺激（transcranial magnetic stimulation），仮想空間（virtual reality；VR）

半側空間無視の概要

1．半側空間無視の定義

半側空間無視（unilateral spatial neglect；USN）とは，損傷半球と反対側の空間の刺激に対する反応の低下や欠如がみられ，それらは感覚障害や運動障害では説明がつかない病態であると定義される[1]．

2．出現率

半側空間無視は，右半球損傷の 50〜70％の患者に出現し，3か月後も 17％の患者で無視症状が残存すると報告されている[2]．また，左半球損傷の 30％の患者で出現するが，左半球損傷の場合は急性期のみで維持期までは残存しないと報告されて

いる[3]．なぜ，半側空間無視は右半球損傷に多いのか．その理由の1つに Kinsbourne の注意障害説がある[4]．この説は，右半球は左右の空間のどちらも監視しているのに対して，左半球は右の空間のみを監視している．そのため，左半球損傷の場合は，右空間を右半球で補うことが可能であるが，右半球損傷の場合は左空間を監視できなくなってしまう．しかし，左半球損傷の場合でも右半側空間無視が出現することが明らかになっている[5]．

3．半側空間無視の症状

半側空間無視の症状は，例えば食事中に自分の左側の食事を食べ忘れたり，歩行中や車椅子移動中に左側の物や人と接触したり，左側の髭を剃り

*1　Kengo TSUJIMOTO，〒 187-8551　東京都小平市小川東町 4-1-1　国立精神・神経医療研究センター身体リハビリテーション部，研究員
*2　Katsuhiro MIZUNO，同，部長

忘れるといった日常生活に支障をきたし，重大な事故につながる可能性も十分に考えられる．また，半側空間無視患者は体幹に対して頭部は右回旋し，さらに眼球運動も右に偏移している[6]．その他の症状として，局所的注意と全体的注意機能の低下やワーキングメモリー機能も低下する[7][8]．

4．半側空間無視の分類

我々の空間は主に3つの空間に分けられる．1つ目が自分自身に対する空間，2つ目が手の届く範囲の近い空間，3つ目が手の届かない遠い空間である．これら3つの空間に無視が存在する．さらに，半側空間無視患者では空間をイメージした段階から無視が出現していることが明らかになっている[9]．

また，自分を中心として左空間の座標と右空間の座標が存在している．これを自己中心座標と呼ぶ．一方で，物体も左右に分けることが可能であり，このことを物体中心座標と呼ぶ．これら自己中心座標と物体中心座標にも無視が存在する．

5．半側空間無視患者の転機

半側空間無視患者では，Functional Independence Measure（FIM）の運動項目の点数が悪いことが明らかになっている[10]．Tsujimoto らは，半側空間無視患者と非半側空間無視患者に分けて，FIM の運動項目，認知項目，合計と入院期間について比較している．結果は，半側空間無視患者は非半側空間無視患者と比較して FIM の運動項目と合計の点数が有意に低く，さらに入院期間は長いことが予測因子となることを明らかにした．これは半側空間無視によって麻痺側の上下肢に対する注意低下でリハビリテーションが進まず，学習が起こりにくいということが大きな原因であることが考えられる．

また，Tsujimoto らは，退院時の半側空間無視の有無が在宅復帰の有無の一要因になることを明らかにしている[10]．半側空間無視患者を自宅復帰群と病院や施設などの転院・入所群に分けて，入院時と退院時で半側空間無視の評価である Catherine Bergego Scale（CBS）を用いて比較してい

る．結果は，自宅復帰群では入院時と比較して退院時の CBS スコアは有意に改善している．一方で，転院・入所群は入院時も退院時も有意差は認められていない．自宅復帰できるかできないかは個々によって環境などの様々な要因があるが，半側空間無視の有無がその要因の1つになることが考えられる．

半側空間無視の神経機構

1．2つの注意経路

注意経路には主に背側注意経路と腹側注意経路の2つの経路が存在する[11]．背側注意経路は頭頂間溝や上頭頂小葉の頭頂葉領域から前頭眼野の前頭葉領域をつなぐ経路である．この経路は解剖学的に上縦束でつながっている．上縦束は3つの線維束から構成されており，上縦束Ⅰは主に運動制御，上縦束ⅡおよびⅢが注意に関与し，上縦束Ⅱは背側注意経路を構成していると報告されており，機能はトップダウン的注意や選択的注意，持続的注意に関係していると報告されている[11][12]．

一方で，腹側注意経路は側頭-頭頂接合部や上側頭回の頭頂葉と側頭葉の間の領域から，または前頭回や中前頭回の前頭葉領域をつなぐ経路である．また，この経路は右半球のみに存在している（左半球は言語の経路）．この経路は解剖学的に弓状束でつながっており，機能はボトムアップ的注意や注意の切り替えに関係していると報告されている[13]．

2．最も有力な神経機構

半側空間無視の原因部位は過去の先行研究で様々な報告がある（**図1**）．1990年代～2000年代初めには，視覚情報処理に関係している頭頂間溝や下頭頂小葉，右側頭-頭頂接合部[14]や右上側頭回[15]のような視覚や多感覚情報を統合するような領域の損傷により，半側空間無視が出現すると報告されてきた．一方で，上記のような領域ではなく頭頂連合野と前頭連合野をつなぐ線維の損傷，つまり上縦束Ⅱ[16]のような線維束の損傷が原因という報告もある．

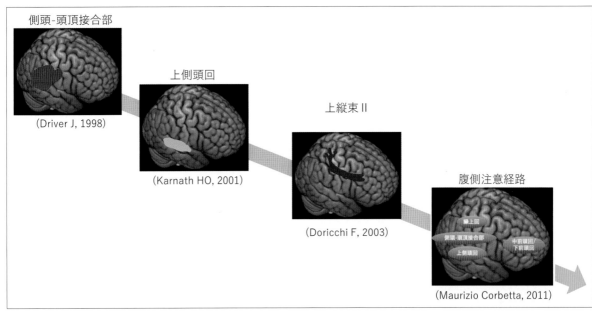

図 1. 半側空間無視の原因部位
現在では，腹側注意経路の失調が原因である説が最も有力である．

しかし，近年では，ある1つの領域が原因部位なのではなく，注意に関連するネットワークの失調であることが最も有力な説である[11]．また，半側空間無視患者で最も損傷が多い領域として側頭-頭頂接合部や上側頭溝，中前頭回などの腹側注意経路が挙げられる[17]．これらのことからCorbettaらは，右腹側注意経路の損傷で同側の背側注意経路の機能的結合が低下し，対側の背側注意経路の機能的結合が増加することで左右半球間の不均衡が生じるという仮説を提唱している[11]．

上記で述べた最も有力な神経機構は，急性期と維持期で異なることが明らかになっている．急性期の半側空間無視患者では，無視がない患者や健常者と比較して左右半球間の機能的結合が低下しているという報告[18]や，背側注意経路の一部である左右の頭頂間溝領域間の機能的結合が低下しているという報告がある[17]．一方で，維持期では左右半球間の機能的結合は改善していると報告されている．

また，腹側注意経路(中前頭回と上側頭溝)の機能的結合は，急性期から維持期まで変化はなく，健常者と比較して機能的結合が低いことが報告されている[17]．したがって，急性期では，上記で述べた右腹側注意経路の損傷によって同側の背側注

意経路の機能的結合が低下し，対側の背側注意経路の機能的結合が増加することで半球間の不均衡が原因と考えられる．一方で，維持期では，左右半球間の不均衡は改善されるが，右腹側注意経路の機能的結合は低下した状態のままであると考えられる．

半側空間無視の評価

1．一般的な机上評価

半側空間無視を評価するために最も一般的に用いられている机上評価はBehavioral Inattention Test(BIT)[19]である．BITは通常検査と行動検査がある．通常検査は線分抹消試験，文字抹消試験，模写試験，線分二等分試験などが含まれる．また，行動検査は写真課題や電話課題，時計課題などの日常生活場面を模した検査で構成される．

このBITは机上で容易に検査ができる一方で，机上検査では点数が良くても実際の日常生活場面になると机上検査の点数よりも無視症状が目立つことがしばしば認められる．また，机上検査では麻痺や注意障害により検査が困難な場合もある．さらに，筆記による検査のみでは，症状の特性を捉えることが困難な場合も多い．

また，机上評価の注意点として，頭部や体幹の

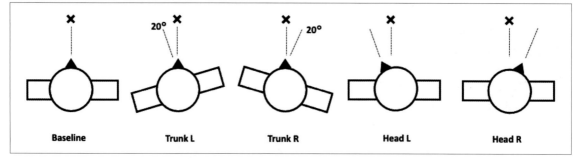

図 2. 机上評価時の頭部または体幹の位置

状態によっても机上評価の結果が異なると報告されている[20]. 図2のような5つのポジションにてline bisection task と reading task を行った場合, 体幹または頭部が左回旋している状態では, 右への偏移が減少した. このように, BIT などの机上評価を行う場合は体幹や頭部の位置を整える環境設定が重要である.

2. 一般的な観察評価

一般的な観察評価として, CBS がある[21][22]. この CBS は机上評価ではなく, セラピストの直接観察によって評価する方法である. この評価は10項目の日常生活場面で, 0点が無視症状なし, 3点が重度の無視と4段階で点数を付ける評価である. また, 患者自身で自己評価を行い, セラピストが付けた点数と患者自身が付けた点数の差を計算することで病態失認の評価も可能である.

しかし, CBS は10項目の詳しい判断基準はなく, 検者間で評価が異なることがある. そこで, CBS を基に規格化された Kessler Foundation Neglect Assessment Process(KF-NAP)という評価が開発されている[23][24]. この評価法は CBS の内容とほぼ同じで, 10項目から構成されており, 4段階で評価する.

3. 自己中心座標と物体中心座標の無視の評価

自己中心座標の無視とは, 自分を中心として, 自分の左側の空間を無視することである. 一方で物体中心座標の無視とは, 自己ではなく物体を中心として, 物体の左側を無視することである. この2つを区別する最も簡単な方法は, Ota らが発案した図形識別課題や図3のように線分抹消試験を2つ並べることによって評価する方法がある[25]. 例えば, 図3-A の結果は, 自分の中心から左側が注意できない自己中心座標の無視となる. 一方で, 図3-B の結果となれば, 2つの紙を別々の物体と捉えている結果となり, 物体の中心の左側を無視する物体中心座標の無視となる.

4. 近い空間と遠い空間の無視

近い空間の無視は自分の手の届く範囲の空間に対する無視を指しており, 遠い空間の無視は自分の手の届かない範囲の空間に対する無視を指している. これまでの研究で, 近い空間と遠い空間の無視の重症度に差があることが報告されている[26][27]. 近い空間の評価はこれまで紹介してきた机上検査を行うことで可能である. 一方で, 遠い空間の評価は, プロジェクターで壁に投影し, レーザーポインターで線分抹消や線分二等分を行う方法がある[28][29]. 患者と壁に投影した刺激の距離は先行研究では3m程度が一般的である. このときにレーザーポインターの代わりに長い棒などを用いて評価を行う場合はレーザーポインターを用いた場合と結果が異なることが明らかになっている. 図4のように棒を用いることで近い空間の評価と同じ結果になる可能性がある. この原因として, 道具使用による身体図式の拡張が原因であると考えられる.

5. 眼球運動の評価

半側空間無視患者では眼球運動(眼球の位置)も右側に偏移する. CBS や KF-NAP では, 視線の方向を評価する項目がある. また, eye-tracker で定量的な評価を行うと自分自身の無視を自覚している患者(BIT などの机上評価のスコアは良いが日常生活では無視が目立つ患者)は無視を自覚していない患者と健常者と比較して, 刺激を予測して視線を左側に向けることが報告されている[30].

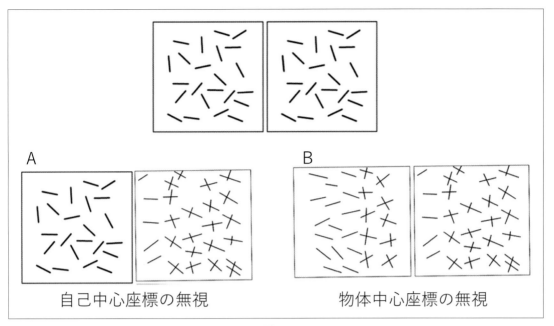

図 3.
机上評価に用いる抹消線分試験を 2 枚並べて評価することで
自己中心座標(A)と物体中心座標(B)の無視を識別できる.

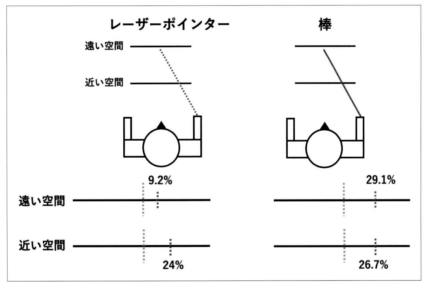

図 4.
近い空間と遠い空間を評価するときにレーザーポインター
使用と棒を使用する場合とでは結果が異なる.

半側空間無視のリハビリテーション

1. トップダウン的アプローチとボトムアップ的アプローチ

半側空間無視のリハビリテーションは主にトップダウン的アプローチとボトムアップ的アプロー

チに分けられる. また近年では, 非侵襲性脳刺激法のアプローチも注目されている.

1) トップダウン的アプローチ

トップダウン的アプローチは被験者自ら意図的に注意を誘導する方法である. 高いレベルの認知処理に作用することにより, 知覚および行動を改

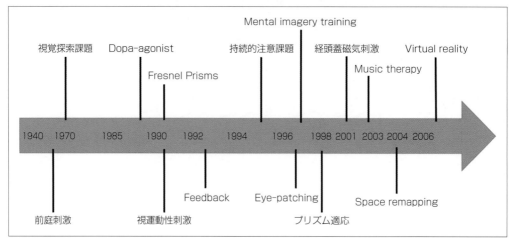

図 5. 半側空間無視に対するリハビリテーション治療の歴史

善することを目的としている．しかし，重度の無視を呈している場合は，適応が難しい場合がある．

2）ボトムアップ的アプローチ

ボトムアップ的アプローチは感覚刺激や感覚-運動関連にアプローチすることで感覚運動レベルに影響を与えることを目的としており，無意識的に無視を改善する方法である．この方法では，患者自身は能動的に何かをすることは少なく，重度の患者でもアプローチしやすい方法である．

2．半側空間無視のリハビリテーションの歴史

図5は半側空間無視のリハビリテーションについて時系列で示している[31]．

半側空間無視のリハビリテーションで最も古いアプローチとしては，1940 年代に前庭刺激（vestibular stimulation）や1970 年代には視覚探索課題（VST）が提唱されてきた．1970 年頃には半側空間無視は左側への視覚的探索の不足であると考えられてきた．そのため，患者自ら意識的に左側を探索させるようなアプローチがなされていた．1990 年代に入ると様々なアプローチが提唱されるようになってきた．例えば，Fresnel prisms や視運動性刺激，持続的注意課題を用いたアプローチが提唱されている．そして，1990 年代後半〜2000 年代初めにかけて，現在の半側空間無視のリハビリテーションで最も研究や臨床で用いられているプリズム適応療法や経頭蓋磁気刺激法が提唱されている．近年では，virtual reality（VR）も評価やリハビリテーションに応用されている．

3．半側空間無視に対する最新のリハビリテーション

今回の記事では半側空間無視のリハビリテーションに有望であると報告[32]されているプリズム適応療法と経頭蓋磁気刺激法，さらに近年注目されている VR について述べる．

1）プリズム適応療法（prism adaptation）

a）プリズム適応療法とは：プリズム適応療法は外界が右にシフトするプリズム眼鏡を装着し，上肢の軌跡を隠した状態で前方の目標点に対してリーチ動作を行う方法である．最初にプリズム眼鏡を装着し，上肢の軌跡を隠した状態で前方の目標点にリーチ動作を行うとプリズム眼鏡は外界が右にシフトしているため，目標点よりも右側にリーチしてしまう．しかし，数回ほどリーチ動作を行うと正確に目標点に向かってリーチができるようになる．これをプリズム適応と呼ぶ．

その後，プリズム眼鏡を外して目標点にリーチ動作を行うと，次は目標点よりも左側にリーチするようになる．これがafter effect と呼ばれプリズムの効果になる．このプリズム適応療法は1998年にRossetti ら[33]によって提唱された．

b）プリズム適応療法の効果：プリズム適応は1日1〜2回，週5回を2週間行うプロトコルが一般的である．この日程のプログラムのRCT ではFIM 利得が有意に改善した[34]．さらに集中的なリハビリテーションを併用することで，さらにFIM 利得が改善することが報告されている．また，プ

リズム適応は1回の試行でも模写試験が改善する
ことが報告されており，2時間後でも効果が持続
したと報告されている[33]．その他の研究では，プ
リズムの効果が6週間や2年以上持続した報告も
ある[35]．

**c）プリズム適応療法による脳内活動と安静時
機能的結合の変化**：半側空間無視患者のプリズム
適応前後で3つの課題（line bisection task, visual
search task, spatial memory task）を行ったとき
の脳活動を調べた研究では[36]，無視患者のプリズ
ム適応前では左右半球ともに活動は認められてい
ないのに対して，プリズム適応後では注意経路の
一部の領域である下頭頂小葉や側頭-頭頂接合部，
中前頭回に活動が認められ，さらに損傷していな
い領域の活動は健常者よりも高かったと報告して
いる．つまり，他の領域が損傷した部位の機能を
補っている可能性が示唆されている．また，健常
者のプリズム適応前後で注意経路の安静時機能的
結合を調べた研究では[37]，プリズム直後では背側
注意経路の安静時機能的結合に変化が認められた
と報告している．これらのことから，プリズム適
応は注意経路の領域の活動を促し，安静時機能的
結合を変化させる可能性が考えられる．

2）経頭蓋磁気刺激法
半側空間無視に対する経頭蓋磁気刺激の研究は
非損傷半球への低周波（1 Hz）の反復経頭蓋磁気
刺激（repetitive transcranial magnetic stimula-
tion；rTMS）または持続的シータバースト刺激
（continuous theta burst stimulation；cTBS）が多
い．rTMSの研究では，6名の半側空間無視患者
に対して2週間で合計7回を非損傷半球の後部頭
頂葉に対して刺激し，注意追跡課題を実施してい
る．刺激後は注意追跡課題のパフォーマンスが改
善した[38]．cTBSの研究では，2日連続で合計8回
を非損傷半球の後部頭頂葉に対して刺激した結
果，CBSが37％改善し，さらにその効果は3週間
持続した[39]．また，cTBSは急性期と維持期のど
ちらにも効果があることが明らかになっている．
発症から30日以内の急性期の患者を対象とした

研究では，8日間と16日間のcTMS刺激を実施し
た結果，どちらの群もFIM合計とCBSがSham
群と比較して有意に改善した[40]．一方で，発症か
ら2年経過した維持期の患者を対象とした研究で
は，2週間のcTBS刺激を実施した結果，BIT-B
およびBIT-Cが刺激前と比較して有意に改善し
た[41]．

3）Virtual reality（VR）
VRは仮想現実であり，日常生活に関連する状
況を作り出すことで頭，目，手足の動きや環境の
変化をコントロールすることができるため，半側
空間無視の評価およびリハビリテーションにおい
て，適切なアプローチを提供できる可能性があ
る[42]．半側空間無視に対するVRを用いたRCTは
現在のところ1つだけ存在する[43]．この研究では，
① 飛んでくるボールに触れて鳥に変化させる（鳥
とボール），② 木から落ちてくるココナッツを掴
む，③ 物を左右に移動させる，この3つの課題を
実施した．これらの課題を3週間にわたり15日間
実施する群（実験群）と通常のリハビリテーション
を受けた群（対照群）を比較している．結果は実験
群のほうが対照群と比較してstar cancellation
taskとCBSの点数が有意に高かった．

もう1つの新しいVRのトレーニングとして
RehAttが開発されている[44]．これは，モニター付
きコンピューター，VRメガネ，フィードバック
インターフェイス（ロボットペン）で構成されてお
り，VR環境で視覚スキャントレーニングと多感
覚刺激を組み合わせたものである．これを維持期
（発症6か月以上）の15名の半側空間無視患者に5
週間にわたって15回実施した．Star cancellation
task，baking tray task，線分抹消課題で有意な改
善が認められた．さらに，CBSの点数も改善し，
6か月後も持続していた．

文　献

1) Heilman KM, et al：Neglect and related disorders.
In Heilman KM, & Valenstain E（eds.）, Clinical

neurophysiology, pp. 279e336, Oxford University Press, 1993.

2) Ringman JM, et al：Frequency, risk factors, anatomy, and course of unilateral neglect in an acute stroke cohort. *Neurology*, **63**： 468-474, 2004.

3) Chen P, et al：Impact of Spatial Neglect on Stroke Rehabilitation：Evidence From the Setting of an Inpatient Rehabilitation Facility. *Arch Phys Med Rehabil*, **96**(8)： 1458-1466, 2015.

4) Kinsbourne M：Mechanisms of unilateral neglect. *Advances in psychology*, **45**： 69-86, 1987.

5) Yoshida T, et al：Influence of right versus left unilateral spatial neglect on the functional recovery after rehabilitation in sub-acute stroke patients. *Neuropsychol Rehabil*, **23**： 1-22, 2020.

6) Karnath HO, Rorden C：The anatomy of spatial neglect. *Neuropsychologia*, **6**(9)：2166-2171, 2012.

7) Doricchi F, Incoccia C. Seeing only the right half of the forest but cutting down all the trees? *Nature*, **394**(6688)： 75-78, 1998.

8) Husain M, Rorden C：Non-spatially lateralized mechanisms in hemispatial neglect. *Nat Rev Neurosci*, **4**(1)： 26-36, 2003.

9) Bisiach E, Luzzatti C：Unilateral neglect of representational space. *Cortex*, **14**： 129-133, 1978.

10) Tsujimoto K, et al：Right as well as left unilateral spatial neglect influences rehabilitation outcomes and its recovery is important for determining discharge destination in subacute stroke patients. *Eur J Phys Rehab Med*, **56**(1)： 5-13, 2020.

11) Corbetta M, Shulman GL：Spatial Neglect and Attention Networks. *Annu Rev Neurosci*, **34**： 569-599, 2011.
　　Summary 半側空間無視の神経機構を理解するうえで必読の文献.

12) Schotten M, et al：A Lateralized Brain Network for Visuospatial Attention Supplementary Methods and Results. *Nat Neurosci*, **14**： 1245-1247, 2011.

13) Chotten M, et al：Monkey to human comparative anatomy of the frontal lobe association tracts. *Cortex*, **48**(1)： 82-96, 2012.

14) Driver J, et al：Parietal neglect and visual awareness. *Nat Neurosci*, **1**： 17-22, 1998.

15) Karnath HO, et al：Spatial awareness is a function of the temporal not the posterior parietal lobe. *Nature*, **411**： 950-953, 2001.

16) Doricchi F, et al：The anatomy of neglect without hemianopia：a key role for parietal-frontal disconnection? *Neuroreport*, **14**： 2239-2243, 2003.

17) He BJ, et al：Breakdown of Functional Connectivity in Frontoparietal Networks Underlies Behavioral Deficits in Spatial Neglect. *Neuron*, **53**(6)： 905-918, 2007.

18) Ramsey LE, et al：Normalization of network connectivity in hemispatial neglect recovery. *Ann Neurol*, **80**(1)： 127-141, 2016.

19) Wilson B, et al：Behavioral Inattention Test. Thames Valley Test Company, 1987.

20) Schindler I, Kerjhoff G：Head and trunk orientation modulate visual neglect. *NeuroReport*, **8**(12)： 2681-2685, 1997.
　　Summary 机上評価において頭部または体幹の位置が結果に及ぼす影響を示している文献.

21) Bergego C, et al：Validation d'une echelle d'evaluation fonctionnelle de l'heminegligence dans la vie quotidienne：l'echelle CB. *Ann Readapt Med Phys*, **38**： 183-189, 1995.

22) Azouvi P, et al：Functional consequences and awareness of unilateral neglect：study of an evaluation scale. *Neurophychol Rehabil*, **6**： 133-150, 2003.

23) Chen P, et al：Kessler Foundation Neglect Assessment Process Uniquely Measures Spatial Neglect During Activities of Daily Living, *Arch Phys Med Rehabil*, **96**： 869-876, 2015.

24) Chen P, Hreha K：Kessler Foundation Neglect Assessment Process KF-NAP™ 2015 Manual. 2015.〔https://kesslerfoundation.org/sites/default/files/files/KF-NAP_2015_Manual.pdf〕

25) Ota H, et al：Dissociation of body-centered and stimulus-centered reprecsentations in unilateral neglect. *Neurology*, **57**(11)： 2064-2069, 2001.

26) Vuilleumier P, et al：Near and far visual space in unilateral neglect. *Ann Neurol*, **43**： 406-410, 1998.

27) Berti A, Frassinetti F：When far becomes near：Remapping of space by tool use. *J Cogn Neurosci*, **1**： 415-420, 2000.

28) Aimola L, et al：Near and far space neglect：Task sensitivity and anatomical substrates. *Neuropsychologia*, **50**(6)： 1115-1123, 2012.

29) Maravita A, Romano D：The parietal lobe and tool use. *Handb Clin Neurol*, **151**：481-498, 2019.

30) Takamura Y, et al：Intentional gaze shift to neglected space：a compensatory strategy during recovery after unilateral spatial neglect. *Brain*, **139**(11)：2970-2982, 2016.

31) Luaute J, et al：Visuo-spatial neglect：A systematic review of current interventions and their effectiveness. *Neurosci Biobehav Rev*, **30**(7)：961-982, 2006.
   Summary これまでの半側空間無視に対するリハビリテーションの歴史が記載されている文献.

32) Gammeri R, et al：Unilateral spatial neglect after stroke：Current insights. *Neuropsychiatr Dis Treat*, **16**：131-152, 2020.

33) Rossetti Y, et al：Prism adaptation to a rightward optical deviation rehabilitates left hemispatial neglect. *Nature*, **395**：166-169, 1998.

34) Mizuno K, et al：Prism adaptation therapy enhances rehabilitation of stroke patients with unilateral spatial neglect：A randomized, controlled trial. *Neurorehabil Neural Repair*, **25**(8)：711-720, 2011.

35) Shiraishi H, et al：Prism intervention helped sustainability of effects and ADL performances in chronic hemispatial neglect：a follow-up study. *Neuro Rehabilitation*, **27**：165-172, 2010.

36) Saj A, et al：Prism adaptation enhances activity of intact fronto-parietal areas in both hemispheres in neglect patients. *Cortex*, **49**(1)：107-119, 2013.

37) Tsujimoto K, et al：Prism adaptation changes resting-state functional connectivity in the dorsal stream of visual attention networks in healthy adults：A fMRI study. *Cortex*, **119**：594-605, 2019.

38) Agosta S, et al：Contralesional rTMS relieves visual extinction in chronic stroke. *Neuropsychologia*, **62**：269-276, 2014.

39) Cazzoli D, et al：Theta burst stimula- tion reduces disability during the activities of daily living in spatial neglect. *Brain*, **135**(11)：3426-3439, 2012.

40) Nyffeler T, et al：Theta burst stimulation in neglect after stroke：Functional outcome and response variability origins. *Brain*, **142**(4)：992-1008, 2019.

41) Bonni S, et al：Theta burst stimulation improves visuo-spatial attention in a patient with traumatic brain injury. *Neurological Scineces*, **34**(11)：2053-2056, 2013.

42) Rabuffetti M, et al：Spatio-temporal fea- tures of visual exploration in unilaterally brain-damaged subjects with or without neglect：results from a touchscreen test. *PLoS One*, **7**：2, 2013.

43) Kim YM, et al：The effect of virtual reality training on unilateral spatial neglect in stroke patients. *Ann Rehabil Med*, **35**(3)：309, 2011.

44) Fordell H, et al：RehAtt-scanning training for neglect enhanced by multi-sensory stimulation in virtual reality. *Top Stroke Rehabil*, **23**(3)：191-199, 2016.

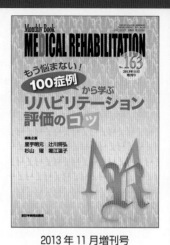

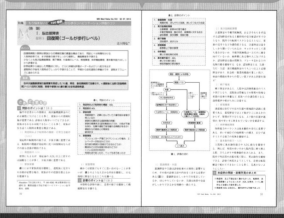

MB Med Reha **No.264**：45-51, 2021

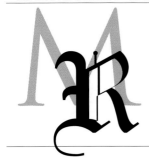

特集／脳血管障害の診断・治療の進歩とリハビリテーション診療

歩行障害に対するリハビリテーション治療

森　公彦*1　脇田正徳*2　桑原嵩幸*3　間野直人*4

中條雄太*5　有馬泰昭*6　長谷公隆*7

Abstract　脳卒中後の歩行リハビリテーションにおいて，麻痺肢の支持性を向上させることは歩行再建の第一歩となる．歩行時の麻痺肢の下肢筋活動の低下は不安定性の原因となり，下肢装具などで関節自由度を管理することが歩行時の運動制御の学習に用いられる．特に，足部は床面に接して床反力を受ける唯一の身体部位であり（end-effector），身体の運動制御に重要な役割を果たす．片麻痺歩行の治療目標は，重力に抗して支持性を得ることだけでなく，麻痺肢により身体を推進させ，非麻痺肢による過剰な代償的運動戦略を最適化することである．片麻痺歩行再建において，麻痺肢への荷重，蹴り出しによる推進力の低下などを引き起こす運動学的・運動力学的問題に対して，学習すべき運動を誘導しながら多関節運動制御を適正化するためのリハビリテーションが展開される．

Key words　片麻痺歩行（hemiplegic gait），推進力（propulsion force），モジュール（module），装具（orthosis），ロボットアシスト歩行トレーニング（robot-assisted gait training）

片麻痺歩行再建へのプロセス

　脳卒中片麻痺患者が身体内部の変化に適応し，発症早期に自立歩行を獲得するために，荷重時の麻痺側膝関節の安定（膝折れの防止）は身体の支持に必要であり，重視される．片麻痺歩行では接地時の膝関節伸展位アライメントの形成と，下肢伸筋群による立脚期制御が垂直方向の支持性に求められる．支持性が得られると，進行方向に対して制動と推進の制御を繰り返しながら，歩行速度を増加させる．特に麻痺肢の推進力は歩行速度に影響する因子である．推進力には，垂直線に対する大転子と足圧中心位置（center of pressure；CoP）を結んだ線のなす角（trailing limb angle；TLA）および CoP の前方移動に伴う足関節底屈モーメントが寄与する[1)2)]．特に，歩行能力が低い片麻痺者では，麻痺側立脚初期の制動力が大きいと立脚後期の足部に対する骨盤の前方移動が小さくなる[3)]．したがって，歩行能力を高めるためには，膝関節伸展位で接地を安定させ立脚初期の制動力を制御しながら倒立振り子運動を形成し，立脚中期以降に麻痺側推進力を得るための身体の前方移動を誘導する必要がある．

　こうした片麻痺歩行の運動力学的問題は，中枢

*1 Kimihiko MORI，〒 573-1136 大阪府枚方市宇山東町 18-89　関西医科大学リハビリテーション学部理学療法学科，助教
*2 Masanori WAKIDA，同，助教
*3 Takayuki KUWABARA，同大学附属病院リハビリテーション科，理学療法士
*4 Naoto MANO，同
*5 Yuta CHUJO，同
*6 Yasuaki ARIMA，同
*7 Kimitaka HASE，同大学リハビリテーション医学講座，教授

神経系の運動制御の障害によって引き起こされる．歩行中の多関節運動制御に関与する複数の筋の機能的単位をモジュール（module）として同定する方法に，非負値行列因子分解（non-negative matrix factorization；NNMF）が用いられる[4]．筋活動量の異なる重みづけで構成されたモジュールが，歩行周期においてどのような活動のタイミングで寄与するかを知ることで，片麻痺歩行の治療標的の決定や課題の選択に役立てられる．例えば，足関節底屈モーメントを産生する立脚後期の下腿三頭筋の筋活動のモジュールが，立脚初期に活動する殿筋群や膝関節伸展筋のモジュールと結合（merging）して，立脚期の運動制御に同時に関与すると，麻痺側制動力の増加が生じ，歩行速度が低下するとされる[5]．ここで下腿三頭筋の痙縮が原因と判断されれば，ボツリヌス毒素療法や下肢装具療法などが適用される．前者は推進力を増加させ[6]，後者は制動力を減少させる可能性があり[7]，介入により足関節底屈筋の筋活動を適切なタイミングで誘導できるかを評価する．特に，末端効果器（end-effector）として麻痺側足底部荷重と足関節背屈の誘導は，下肢伸筋群による立脚期制御に役割を果たすことから[8]，歩行再建の重要な課題となる．

このように，片麻痺歩行の運動学的・運動力学的問題が，どのような運動制御によって引き起こされるのかを捉えながら治療展開する意義は大きい．Ting らは，"neuromechanics" という概念において，歩行中の運動学・運動力学的な視点から課題特異的トレーニングを反復し，運動制御を最適化して神経可塑性を促すことを推奨している[9]．特に，立脚期における身体の支持性，制動・推進および多関節運動制御は片麻痺歩行再建の重要な要素である．これらを考慮して，本稿では，亜急性期から生活期における片麻痺歩行再建を検討する．

麻痺肢への荷重を阻害する半側空間無視の影響

脳卒中片麻痺患者が身体内部の変化に適応する

ために，治療者は麻痺肢への荷重を誘導し，歩行に必要な感覚情報を入力し，処理させることが歩行獲得に必要となる．半側空間無視の存在は歩行時に非麻痺肢への荷重を優先させ，麻痺側下肢の支持性の低下を長期的に残存させる[10]．重度片麻痺者に対する長下肢装具歩行では介助ループで麻痺側下肢を振り出し，後方からの体幹サポートが行われるが，後方介助で歩行を続けた場合，非麻痺側前足部での支持を強めて介助者に寄りかかることを学習し，非麻痺側，麻痺側ともに荷重量が減少する（**図1**）．結果として，下肢装具やハンドリングによって麻痺側 TLA を増大させられたとしても，CoP が後足部に停留し，前方移動が阻害される．このような場合には，非麻痺側からの過度な介助を減らし，十分に麻痺肢への注意と荷重を促し，非麻痺側下肢が抜重する感覚フィードバックを反復させるような取り組みが求められる．麻痺肢への荷重が改善されれば，足継手または膝継手の自由度を解除する手続きが必要になる．

長下肢装具から短下肢装具への移行

亜急性期から回復期において，膝継手の自由度の解除つまり短下肢装具への移行は，自宅復帰への目標となる．長下肢装具適用時には膝関節を固定しながら，足継手の角度を調整し，足関節背屈運動と股関節伸展運動を強調し，立脚期制御を促す．足継手の足関節背屈制限は，下腿前傾を抑制して，立位姿勢のアライメントを整えるために設定されることがある．しかし，歩行中に足関節背屈運動が停止すると，ヒラメ筋活動が減少するため[11]，足継手により足関節背屈角度を制限するか遊動させるかは，再教育すべき荷重制御や筋活動が誘導できているかどうかによる．以下に，長下肢装具を使用し，経過とともに装具を調整しながら短下肢装具への移行を検討した症例を提示する．

膝関節制御が困難な時期に，膝関節を固定していても足関節背屈遊動によって CoP の前方移動が増加するとともに，立脚期の2つのモジュールが独立して活動し，下肢伸筋群による制御が誘導

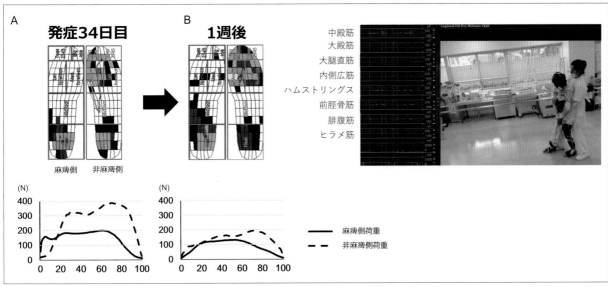

図 1. 重度左片麻痺，左半側空間無視患者における歩行時の荷重量と足圧中心位置の変化
介助歩行では床反力計を用いた評価が困難であるが，インソール型圧力分布センサー pedar® を用いる
と介助下でも荷重量や CoP の変化を捉えることが可能である．
赤線は CoP の軌跡，各区画の色は，白色（非荷重部），黒色，青色，水色，緑色，黄色，赤色の順で圧力
が増加することを表している．
歩行練習の初期には，麻痺肢の CoP は後足部に集中していたが荷重量は比較的維持されていた（A）．し
かし，体幹の後方介助を継続すると，介助者に依存し，麻痺肢への荷重量だけでなく，非麻痺肢の荷重
量も減少し，筋活動を高められなくなる（B）．
　右中大脳動脈瘤破裂によるくも膜下出血後，外減圧術が施行された症例
　Fugl-Meyer Assessment motor 14 sensory 0
　Trunk impairment scale 0

できている（**図 2-A，B**）．一方，足関節背屈制限
は CoP の前方移動を阻害する．その後，膝関節制
御が向上したが，膝関節固定を解除すると CoP の
軌跡が顕著に減少したため，この時期には膝関節
制限と遊動を繰り返し，伸展位での接地を学習す
る必要があった（**図 2-A：1 週後**）．パフォーマン
スの向上とともに膝関節固定は過剰な制限となり
CoP 移動をむしろ減少させることが示唆された
（**図 2-A：2 週後**）．そこで，立脚初期に膝折れが
生じにくい足継手として底屈制動短下肢装具を適
用して倒立振り子運動を誘導すると，CoP の軌跡
が延長した．学習が進むと，CoP の軌跡は適正化
され（**図 2-A：3 週後**），筋モジュールも 4 つに分
解されたが，遊脚期に寄与すべき前脛骨筋とハム
ストリングスのモジュールが立脚初期に活動し，
足関節底屈筋モジュールの活動のタイミングも遅
延した（**図 2-C**）．このような遊脚後期のモジュー
ルの問題について，Ting らは遊脚後期に先行す

る立脚期モジュールの結合，または遊脚後期から
立脚初期の問題に対する代償的制御としての足関
節底屈筋モジュールの活動のタイミング遅延が，
足関節底屈筋のプッシュオフを不足させる可能性
を指摘している[9]．本症例において，麻痺側立脚
期モジュールは独立していることから，立脚初期
で体幹前傾運動を制御するためにハムストリング
スが活動し，下腿前傾を誘導するために前脛骨筋
が活動していると考えられる．歩行速度が遅い患
者の麻痺側制動力の増加は立脚後期の身体の前方
移動の減少に影響するため[3]，麻痺側遊脚後期か
ら接地時に後方に駆るハムストリングスの作用で
制動力を制御しながら，非麻痺側下肢とのバラン
スで体幹直立位を保持し，両脚支持期での円滑な
荷重の受け継ぎによって，筋活動パターンを適正
化するアプローチが検討される．また，下肢装具
での限界に対して歩行支援ロボットを適用する
際，長下肢装具に脱着可能な Robot-KAFO によ

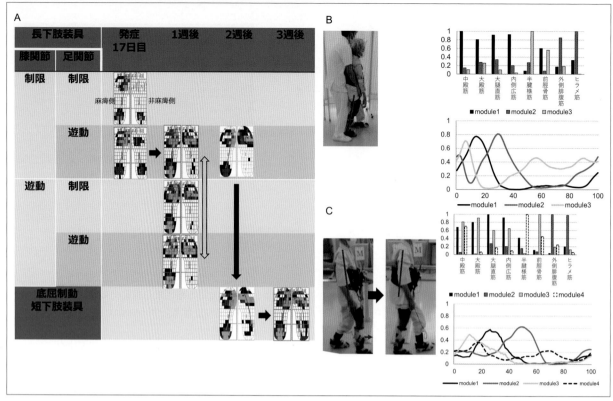

図 2. 下肢装具の条件の違いによる CoP の経時的変化と下肢筋活動パターンの変化
A の初回評価(17 日目)と 3 週後評価は，それぞれ B と C に対応する.
左視床出血後，右不全片麻痺を呈した症例
Fugl-Meyer Assessment motor 29 sensory 12
Trunk impairment scale 10

る膝関節制御に加えて[12]，Honda 歩行アシストに
よる股関節制御[13]や後述する足関節底背屈アシス
ト装置による足関節制御などが考慮され，適切な
感覚フィードバックを付与して学習を進めること
が重要である.

麻痺側推進力を高める歩行トレーニング

　生活期の片麻痺歩行における麻痺側推進力
（paretic propulsion force），TLA および足関節底
屈モーメントは，歩行速度や歩行距離と関連があ
り，生活行動範囲が屋内か屋外かを決定する重要
な予測因子となる[14]. Alingh らは麻痺側推進力向
上のためのリハビリテーションとして，非免荷型
でのトレッドミル歩行，トレッドミル歩行に足関
節背屈筋・底屈筋への機能的電気刺激の併用
（Fast FES），非麻痺側下肢の使用を抑制した修正
版 constraint induced movement therapy，ロ

ボットアシスト歩行トレーニング，下腿三頭筋の
筋電図バイオフィードバックおよび課題指向型ト
レーニングを挙げている[15]. Fast FES は，速いト
レッドミルの速度で麻痺側股関節伸展を誘導し，
立脚後期に足関節底屈筋へ電気刺激を行い，足関
節底屈モーメントを増大させる[16]. 近年では，
end-effector の機能として足関節制御を学習する
モーター駆動の足関節底背屈運動アシスト装置に
は，短下肢装具型 CoCoroe AAD® [17]とインソー
ル型 ReWalk ReStore™ Soft Robotic Exosuit[18]が
あり，歩行トレーニングの効果が示されている.
前者において，平地歩行・昇段動作における遊脚
期の足関節背屈アシスト練習，降段動作における
荷重応答の足関節底屈アシスト練習を行った
FAC（Functional Ambulation Categories）4 以上
の短下肢装具ロボット群では，Sham 群と比較し
て有意に FAC，10 m 歩行時間の変化量，床反力

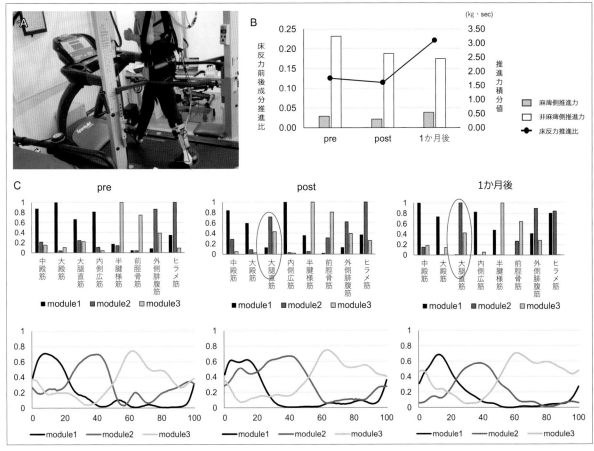

図 3. 短下肢装具脱着式ロボットによるアシスト歩行による推進力変化

足関節ロボットを用いたトレッドミル歩行トレーニング(A)を，30 分×15 セッション行うと，練習後の post の時点では非麻痺肢の推進力が減少し，1 か月後には麻痺肢の推進力および非麻痺肢に対する麻痺肢の推進力の割合が増加した(B)．post の時点では，下腿三頭筋のモジュールにおいて大腿直筋の重みづけが増加した(C)．

　　Fugl-Meyer Assessment motor 26/34 sensory 7/12
　　Trunk impairment scale 20/23
　　Modified Ashworth Scale　足関節底屈筋(膝屈曲位)2
　　　　　　　　　　　　　　　　　　(膝伸展位)3

垂直成分の立脚初期の最大値が改善するが，立脚後期の指標の改善効果は示されていない．一方，後者を用いた平地歩行練習では，30〜60% gait cycle のタイミング，25% body weight の強さの底屈アシストと遊脚期(つま先離地から足接地)の背屈アシストによって，推進力左右対称性や麻痺肢による重心の推進パワーが有意に増加したと報告されている[18]．

　これらの研究で使用されるモーター駆動式のロボットでは，十分な足関節底屈アシストトルクを発揮できずアクチュエータが速い速度に対応できない．加速時に必要となるギア比の増加は，足関節運動時に生じる摩擦力による足関節運動時のぎこちなさ，つまり，バックドライバビリティの低下を引き起こす．国際電気通信基礎技術研究所(ATR)・脳情報研究所と共同で開発した AFO 脱着式ロボットは，空気圧人工筋によって身体を持ち上げるのに十分なトルクが発揮可能であり，ギアがないためバックドライバビリティが高い[19]．したがって，立脚中期以降の円滑な足関節背屈やプッシュオフによる足関節底屈運動の学習を促進できる(図3-A)．足底圧センサーにより母趾球部への荷重フィードバックを付与した集中的な麻痺側足関節底背屈アシスト歩行練習によって，非麻

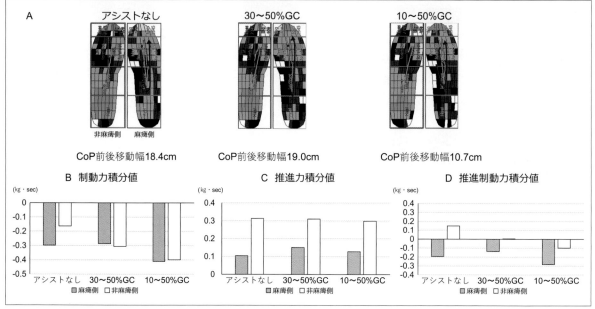

A　アシストなし　　　30〜50%GC　　　10〜50%GC

非麻痺側　麻痺側

CoP前後移動幅18.4cm　　CoP前後移動幅19.0cm　　CoP前後移動幅10.7cm

B　制動力積分値　　　C　推進力積分値　　　D　推進制動力積分値

図4. 足関節底屈アシスト条件の違いによるCoP軌跡と床反力前後成分の変化
足関節底背屈アシストにより，30〜50%GC条件ではアシストなしよりも麻痺側CoP前後移動
パターンが中，後足部から前足部へと変化し(A)，麻痺側推進力の増加(C)と非麻痺側推進制動
力(D)が適正化された．一方，底屈アシストのタイミングを早期化した10〜50%GC条件では，
麻痺側CoP前後移動幅が短縮し，麻痺側，非麻痺側制動力の増加により(B)，立脚期における
重心の前方移動が阻害される可能性がある．

痺肢による推進力が減少し，遅れて麻痺肢での推
進力が増加した(**図3-B**)．さらに，モジュールの
活動パターンに変化がみられないものの，下腿三
頭筋と大腿直筋で構成される筋シナジーが歩行モ
ジュールとして形成された(**図3-C**)．これは，
end-effectorとして麻痺側足関節に与えられる底
背屈運動による他関節へのバックドライブを含め
た感覚情報を患者自身が処理しながら，非麻痺肢
による機能的代償の軽減が得られ，麻痺側膝関節
の遠心性制御とともに足関節底屈モーメントが発
揮されて身体を押し出す動歩行にシフトする最適
化が促されたと考えられる．

一方，足関節ロボットによるアシストが，適切
なタイミングで与えられなければ，誤った学習に
導く可能性がある．CoPが身体の後方に位置する
前に足関節底屈アシストが加わると，歩行推進力
よりも制動力や垂直分力として作用することとな
る．したがって，麻痺側立脚初期に重心が前方に
十分な速度を得て，立脚後期に十分な股関節伸展
位を形成できれば，推進力が発揮される．さらに，
アシスト中の推進力の変化によって患者の能動的

なプッシュオフ制御が促されるのかは，CoPの軌
跡変化によって捉えられる．立脚中期から後期
(30〜50%GC)のアシストによってCoPの軌跡は
適正化されて推進力が増加するが(**図4-A中間
図，C**)，立脚初期(10〜50%GC)からアシストを
加えるとCoPの軌跡は前足部に収束し，麻痺肢・
非麻痺肢ともに制動力が増加するため重心の前方
移動が困難になると推察される(**図4-A右図，B**)．

歩行支援ロボットによる歩行再建を標準化して
いくためには，収集したデータに基づいてロボッ
トアシストの自動制御化を実現することが今後の
課題である．

おわりに

亜急性期から生活期では，着目すべき観点が異
なるが，麻痺肢の機能回復に向けて支持性，推進
力を高めるための歩行時の多関節運動制御の改善
が重視される．また，歩行支援ロボット技術が発
展する一方で，多様な片麻痺歩行に対して適用す
べきアシスト条件は不明確である．今後，アシス
トによって得られる効果から問題となる歩行指標

を明確にし，片麻痺歩行のリハビリテーション治療を展開する取り組みが期待される．

COI

本稿における成果の一部は，AMED 先進医療機器・システム技術開発事業の助成（課題番号 JP20he2202005）による．

文　献

1) Bowden MG, et al：Anterior-posterior ground reaction forces as a measure of paretic leg contribution in hemiparetic walking. *Stroke*, **37**(3)：872-876, 2006.

2) Hsiao H, et al：The relative contribution of ankle moment and trailing limb angle to propulsive force during gait. *Hum Mov Sci*, **39**：212-221, 2015.

3) Duclos NC, et al：Slow and faster post-stroke walkers have a different trunk progression and braking impulse during gait. *Gait Posture*, **68**：483-487, 2019.

4) Clark DJ, et al：Merging of healthy motor modules predicts reduced locomotor performance and muscle coordination complexity post-stroke. *J Neurophysiol*, **103**(2)：844-857, 2010.

5) Brough LG, et al：Merged plantarflexor muscle activity is predictive of poor walking performance in post-stroke hemiparetic subjects. *J Biomech*, **82**：361-367, 2019.
Summary 足関節底屈筋の運動モジュールの独立が，バランス，支持性，推進力および歩行非対称性に及ぼす影響を検証した論文．

6) Novak AC, et al：Gait changes following botulinum toxin A treatment in stroke. *Top Stroke Rehabil*, **16**(5)：367-376, 2009.

7) Daryabor A, et al：Effect of different designs of ankle-foot orthoses on gait in patients with stroke：A systematic review. *Gait Posture*, **62**：268-279, 2018.

8) Pearson KG：Role of sensory feedback in the control of stance duration in walking cats. *Brain Res Rev*, **57**(1)：222-227, 2008.

9) Ting LH, et al：Neuromechanical principles underlying movement modularity and their implications for rehabilitation. *Neuron*, **86**(1)：38-54, 2015.

10) Mercer VS, et al：Recovery of paretic lower extremity loading ability and physical function in the first six months after stroke. *Arch Phys Med Rehabil*, **95**(8)：1547-1555.e1544, 2014.

11) Grey MJ, et al：Positive force feedback in human walking. *J Physiol*, **581**(Pt 1)：99-105, 2007.

12) Shihomi K, et al：Development of new rehabilitation robot device that can be attached to the conventional Knee-Ankle-Foot-Orthosis for controlling the knee in individuals after stroke. *IEEE Int Conf Rehabil Robot*, **2017**：304-307, 2017.

13) 大畑光司：【現場に活かす歩行リハビリテーション支援機器】脳卒中 生活期 Honda 歩行アシスト．*MB Med Reha*, **194**：39-46, 2016.

14) Awad LN, et al：These legs were made for propulsion：advancing the diagnosis and treatment of post-stroke propulsion deficits. *J Neuroeng Rehabil*, **17**(1)：139, 2020.
Summary 歩行時の推進力低下の要因を TLA や足関節底屈筋の観点から解説し，機能的電気刺激やロボットなどのリハビリテーションの展開を解説した論文．

15) Alingh JF, et al：Effectiveness of rehabilitation interventions to improve paretic propulsion in individuals with stroke − A systematic review. *Clin Biomech*(Bristol, Avon), **71**：176-188, 2020.

16) Kesar TM, et al：Combined effects of fast treadmill walking and functional electrical stimulation on post-stroke gait. *Gait Posture*, **33**(2)：309-313, 2011.

17) Yeung LF, et al：Randomized controlled trial of robot-assisted gait training with dorsiflexion assistance on chronic stroke patients wearing ankle-foot-orthosis. *J Neuroeng Rehabil*, **15**(1)：51, 2018.

18) Bae J, et al：Biomechanical mechanisms underlying exosuit-induced improvements in walking economy after stroke. *J Exp Biol*, **221**：Pt 5, 2018.

19) 野田智之ほか：【医工，産学連携によるリハビリテーション】普段使いの装具をロボット化 空気圧人工筋で駆動するモジュール関節付き短下肢装具の開発．*MB Med Reha*, **205**：22-27, 2017.

MONTHLY BOOK
MEDICAL REHABILITATION

好評増大号

これでナットク！
摂食嚥下機能評価のコツ

No.240
2019年9月
増大号

編集/青柳陽一郎 （藤田医科大学准教授）

定価 4,400 円（本体 4,000 円＋税）

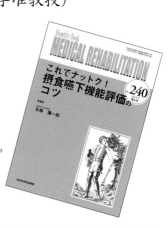

治療は評価なくしては成り立たない。

問診、スクリーニング、栄養評価から機器を用いた評価まで
摂食嚥下に関連するあらゆる評価法を網羅！ 実際の評価を
踏まえたケーススタディも付いた充実の内容となっております。
これから嚥下臨床に携わろうと思っている方から、
もう一度嚥下機能評価を勉強したい方にもオススメです。
ぜひ臨床のおともにこの一冊！

（株）全日本病院出版会

各誌目次がご覧いただけます！
www.zenniti.com

〒 113-0033　東京都文京区本郷 3-16-4　　電話(03)5689-5989　　FAX(03)5689-8030

MB Med Reha **No.264**：53-64, 2021

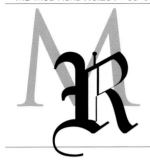

特集／脳血管障害の診断・治療の進歩とリハビリテーション診療

前交通動脈瘤破裂後の記憶障害に対する リハビリテーション治療 ～気づきの変化に注目して～

根岸　昌[*1]　町田真理子[*2]　先崎　章[*3]

Abstract　前交通動脈瘤破裂後のくも膜下出血では前脳基底部の損傷が生じる．前脳基底部の損傷では，記憶障害，見当識障害，作話，病識の低下がみられる．記憶障害のリハビリテーションは直接的介入，代償手段獲得，環境調整の視点で介入する．病識の低下は，しばしば代償手段獲得の阻害因子となる．本稿では，30～50 歳代の男性，著明な身体機能の低下はなく，復職を目標とした 3 例を通じて，リハビリテーションの実際を示した．
【事例 1】発症から 2 か月時，記憶障害，見当識障害，作話がみられた．発症から 9 か月後，代償手段を獲得し，留守番が可能となった．【事例 2】発症から 5 か月時，記憶障害，病識の低下，自発性の低下がみられた．発症から 20 か月時，病識の低下は残存し，代償手段の獲得には至らなかった．【事例 3】発症から 5 週時，軽度の記憶障害がみられた．発症から 8 か月時，復職した．3 例から，代償手段獲得は気づきが影響することを示唆する結果となった．

Key words　記憶障害(memory disorder)，リハビリテーション(rehabilitation)，気づき(awareness)，前脳基底部(basal forebrain)，前交通動脈瘤(anterior communicating artery aneurysm)

はじめに

高次脳機能障害で最も対応を求められるのは，記憶障害である．

Cicerone らは 2003～08 年に報告された高次脳機能障害に関する論文を検証し，推奨度を 3 段階に分けた．記憶障害のリハビリテーション治療については内的ストラテジーの確立，外的補助具の使用を推奨度の最も高い practice standard とした[1]．

脳血管障害後の記憶障害と関連する損傷部位として，側頭葉内側部，間脳，前脳基底部が知られている．前交通動脈瘤破裂後のくも膜下出血では，前交通動脈の穿通枝に脳血管攣縮が生じ，支配域に脳梗塞が生じた結果，前脳基底部に損傷が生じるとされている．この前脳基底部の損傷では記憶障害のほか，見当識障害，作話，病識の低下がみられる[2)3)]．

一般的に記憶障害のリハビリテーション治療の原則は，記憶の改善と記憶の代償である[4]．記憶の改善を促す直接的介入は，間隔伸長法(spaced retrieval：SR 法)，PQRST 法(Preview, Question, Read, State, Test)，errorless learning (EL)[5]が広く知られている．記憶の代償では，メモリーノートやスマートフォンを用いた代償手段獲得が中心となる．回復期以降，特に重要となるのは代償手段獲得であるが，病識の低下が代償手段獲得の阻害因子となり，しばしばリハビリテー

[*1] Masaru NEGISHI，〒 362-8567　埼玉県上尾市西貝塚 148-1　埼玉県総合リハビリテーションセンター作業療法科，主任
[*2] Mariko MACHIDA，同センター臨床心理科
[*3] Akira SENZAKI，同センター神経科／東京福祉大学社会福祉学部，教授

ション治療が進行せず，目標とする社会参加が難しい．なお，近年のリハビリテーション治療の研究では，記憶障害に留まらず，全般的な認知機能低下がみられる高次脳機能障害の患者に対し，経頭蓋磁気刺激（TMS）を用いた試み[6]も行われている．

今回，前交通動脈瘤破裂後の前脳基底部損傷3例の記憶障害に対するリハビリテーション治療の実際を，主に気づきの変化の点から提示する．なお，事例からは掲載の同意を得ている．また，個人が特定されないよう配慮した．

記憶障害のリハビリテーション治療

一般的にリハビリテーション治療の流れは，評価，問題点・利点の抽出，目標設定，介入という流れとなる．介入の経過や障害に応じ，この流れを繰り返す[7]．

周知の事実だが，くも膜下出血は30歳代〜80歳代と発症する年代は幅広い．特に，30歳代〜50歳代では，社会復帰を目標としたリハビリテーション治療が必要となる．本稿では，復職を目標としたリハビリテーション治療の流れを説明する．

1．記憶障害の評価と問題点・利点の抽出

記憶障害の評価の目的は，機能障害の程度を把握すると同時に問題点を抽出することである．評価は当然のことながら医学的所見の確認，各種検査，日常生活の聴取を行う．

医学的所見は，脳画像により損傷部位を把握する．記憶障害の検査は当然ながら意識レベルの低下や自発性の低下，注意障害の影響を受ける．意識障害の存在が疑われるときには，脳波にて徐波の混入の多さを確認する．自発性については標準意欲評価法（Clinical Assessment for Spontaneity；CAS）を，注意については Trail Making Test 日本版（TMT-J）も同時に評価する．

記憶に関する検査として広く用いられているものに日本版ウエクスラー記憶検査法（Wechesler Memory Scale-Revised；WMS-R），日本版リバーミード行動記憶検査（Rivermead Behavioural Memory Test；RBMT），標準言語性対連合学習検査（S-PA），Benton 視覚記銘検査，Rey 複雑図形がある．これらの検査中の言動も把握する．

日常生活の聴取では，発症後の生活と発症前の生活を聴取する．発症後の生活では，食事内容やリハビリテーションの時間や ADL の自立度，余暇時間の過ごし方などを聴取する．発症前の生活では，職業や通勤方法，時間外勤務の有無や平日や休日の家庭での役割を確認する．

問題点・利点の抽出は先に述べた評価を基に記憶障害の重症度，他の高次脳機能障害の有無，患者の病識に関する情報を収集し，患者の全体像を把握する[7]．

2．目標設定

記憶障害のリハビリテーション治療の目標は，能力障害の改善とされている[7]．これは，記憶の検査結果の改善というより，日常生活上の問題点の改善である．前述した評価を基に機能障害の程度に合わせて目標設定をする．目標設定の具体例については事例1，2，3で示す．

患者に合わせた目標設定を行い，個別性を重視する．復職をリハビリテーション治療の目標とする際には，復職までの期間を考慮し，復職時の具体的な作業が遂行できることとする．

3．介　入

リハビリテーション治療の介入は，直接的介入，代償手段獲得，環境調整を患者に合わせて行う（**表1**）．

直接的介入はSR法やPQRST法をELの概念を用いて記憶障害に直接アプローチする方法が広く知られている．

代償手段獲得は，重度の記憶障害のある患者に対し介入することが多い．代償手段はメモリーノートやスマートフォンを用い，本日の予定や明日以降の予定の確認，昨日より過去の出来事を想起する目的で使用する．メモリーノートやスマートフォンを使用した際のメリット，デメリット（**表2**）を考慮し患者に合わせて導入する．代償手段の実際については，事例1，2で述べる．

表 1. 記憶障害のリハビリテーション治療の種類

	具体例	目標
直接的介入	• 間隔伸長法（SR 法） • PQRST 法 • errorless learning（EL）	• プリントやパソコン，あるいは対面で記憶障害を改善する
代償手段獲得	• メモリーノート • スマートフォン	• 記入，参照することで，記憶障害を補う • 記入，参照することで，気づきを促す • 代償手段の必要性を感じ，習慣化する
環境調整	• 本人の病状を情報共有	• 家庭復帰の際に，同居している家族に配慮を得る • 復職の際に，職場の上司や人事担当者に業務の配慮を得る

表 2. 代償手段の特徴

	メモリーノート	スマートフォン
メリット	• 時系列なので参照しやすい • 前日や翌日のスケジュールが確認しやすい • 過去のノートを保存でき，年単位で参照しやすい	• 持ち歩きが容易 • リマインダー機能を用いて出来事に時間設定やメモを表示することができる
デメリット	• 持ち歩くことを忘れてしまう	• 過去の記録を参照しにくい • 多くの情報量を含むと画面をスクロールすることになり，一目で参照しにくい • 日記と併用困難

前述のように，代償手段の獲得にあたって重要なのは気づきの存在である．Crosson らは，障害の気づきは，知的気づきから体験的気づき，さらに予測的気づきの階層へと進んでいくこととした[8]．これは，記憶障害の場合，知的気づきとは脳血管障害により記憶障害が生じることを知識として知っていることである．体験的気づきとは記憶障害により日常生活でトラブルが生じた際に，患者自身が記憶障害を体験することである．予測的気づきとは，日常生活が困らないよう，代償手段を活用し，トラブルを回避することである．

筆者は予測的気づきに到達して代償手段が獲得できるという一方向ではなく，代償手段を練習しながら予測的気づきに到達するという双方向の働きがあると考えている．

三村は記憶障害のリハビリテーションは患者の気づきのレベルを向上させること[7]と述べている．気づきについては，事例 1，2，3 で示す．

気づきが得られていない患者に対し代償手段を導入することは容易ではない．その際には，環境調整がリハビリテーション治療の主軸となる[7]．家族に病状を説明し，起こり得る日常生活のトラ

ブルと，その対処方法を伝えることが重要である．

復職の際に，発症前と同様の業務が遂行できないと予測される場合，就労移行支援などの福祉サービスを利用することを検討する．本人の同意を得たうえで，職業指導員が本人と職場（人事担当者や上司）の間に入り，就業内容と配慮について確認し，復職後，継続して就労できる環境を調整する．環境調整の実際は事例 2 で示す．

事例

1．【事例 1】代償手段が獲得できた事例

50 歳代，男性．医療従事者．経過を表 3，脳画像を図 1 に示す．MRI（T1，T2 強調画像）では前脳基底部に信号異常がみられる．発症から 2 か月時，急性期病院から当センターに転入院した．

1）評価と問題点，利点の抽出（転入院時，発症から 2 か月時）

MMSE-J 19 点，RBMT 4 点，S-PA 有関係 4-3-2，無関係 0-2-3

日常会話から当惑作話がみられた．前医では荷物をまとめ，離院しようとすることが頻回にみられた．居室からリハビリテーション室への経路を

	くも膜下出血発症 開頭クリッピング術	発症から1か月 水頭症 LPシャントチューブ留置	発症から2か月 当センター転入院	発症から3か月 (転入院から1か月経過)	発症から5か月 退院 外来リハビリテーション開始	発症から9か月 在宅生活
生活	⓪ ベッド臥床傾向あり	① リハビリテーション室から自室への戻る経路を忘れる ①② 荷物を整理し離院しようとすることが頻回にある ③ 以前住んでいた他県にいると話す	① リハビリテーション終了後, 60分間の内容が想起できない ② 時や場所の見当識が曖昧 ③ 病院まで飛行機で来た リハビリテーション室が職場の研修所である	④ こんなに元気なのになんで入院しているのかと発言あり	退院時には作話はみられなくなった	自ら, ノートのスケジュールを遂行できるようになり, 留守番可能となった
リハビリテーション			① 訓練メニューを明示した ① 訓練終了後, 内容をメモした		① ノートを記入開始した ② ノート記入時に, 本日の日付を確認, 前日のノートを確認し, 日付やスケジュールを振り返る	① 60分間のリハビリテーション内容は想起でき, メモリーノートに記入する ② ノートを見て, 本日の日付を確認できる. ノートを見て, 1日のスケジュール管理をする	① ノートには1日の日課(掃除, 食器洗い, 散歩)を記入し, 自ら家事を行える
症状	⓪ 自発性の低下	⓪ 自発性の向上 ① 記憶障害 ② 見当識障害 ③ 当惑作話	① 記憶障害 ② 見当識障害 ③ 当惑作話	④ 病識の低下	① 記憶障害 ② 見当識障害は改善 ③ 当惑作話は改善	① 記憶障害
検査結果	JCS：I-2 CAS：臨床的総合評価 3	MMSE：16/30 ベントン：正3誤12 S-PA：有4-4-5 TMT：A 87秒 B 168秒 CAS：臨床的総合評価 1	MMSE-J：19/30 コース：48/131 BIT：140/146 ベントン：正5誤7 S-PA：有4-3-2 無0-2-3 TMT：A 116秒 B 347秒 RBMT：4 FIM：認知18	FIM：認知18	MMSE-J：27/30 コース：95/131 BIT：140/146 ベントン：正6誤6 S-PA：有10-10-10 無0-2-3 TMT：A 125秒 B 92秒 FIM：認知20	RBMT：15 FIM：認知28

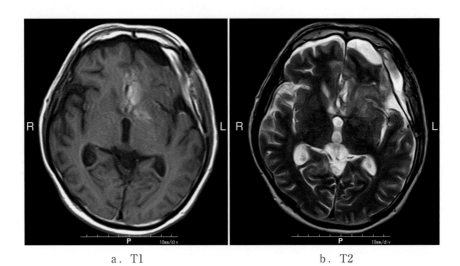

a．T1   b．T2

図 1.【事例 1】MRI

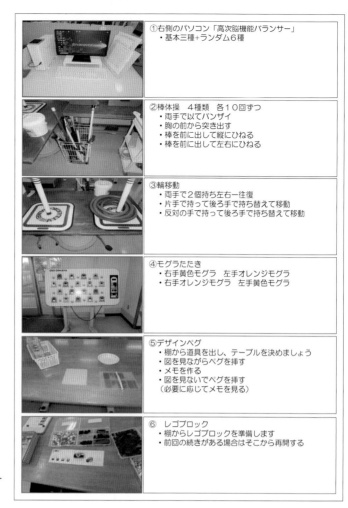

①右側のパソコン「高次脳機能バランサー」
・基本三種+ランダム6種

②棒体操　4種類　各10回ずつ
・両手で以てバンザイ
・胸の前から突き出す
・棒を前に出して縦にひねる
・棒を前に出して左右にひねる

③輪移動
・両手で2個持ち左右一往復
・片手で持って後ろ手で持ち替えて移動
・反対の手で持って後ろ手で持ち替えて移動

④モグラたたき
・右手黄色モグラ　左手オレンジモグラ
・右手オレンジモグラ　左手黄色モグラ

⑤デザインペグ
・棚から道具を出し、テーブルを決めましょう
・図を見ながらペグを挿す
・メモを作る
・図を見ないでペグを挿す
（必要に応じてメモを見る）

⑥　レゴブロック
・棚からレゴブロックを準備します
・前回の続きがある場合はそこから再開する

図 2.
【事例1】3単位(60分)のOT訓練メニュー

覚えていなかった.

評価結果から見当識障害, 記憶障害, 当惑作話, 病識の低下があると判断した.

2）目標(転入院時, 発症から2か月時)

長期目標は復職. 短期目標は上記の症状を改善し, 家庭復帰とした.

3）介入(転入院時, 発症から2か月時)

見当識障害や重度の記憶障害があったため, 直接的介入として, 訓練メニュー(**図2**)を明示し, メニューを見て課題を行った(EL). 終了時には日付と課題をメモした. 発症から3か月時, 日付とスケジュールをメモリーノート(**図3**予定, **図4**結果)に記入開始した. 発症から5か月時, メモリーノートを見て, 日付やスケジュールを管理できるようになった.

4）退院時評価と問題点・利点の抽出(外来開始時, 発症から5か月時)

発症から5か月時, MMSE-J 27点, S-PA 有関係 10-10-10, 無関係 0-2-3

当惑作話はみられなくなった. 妻から, 在宅生活でやることがないと情報提供あり.

評価結果から記憶障害は残存した. 在宅生活の過ごし方に課題があった.

5）目標(外来開始時, 発症から5か月時)

長期目標は復職. 短期目標は本人が家事を一部担い, 留守番可能となること.

6）介入(外来開始時, 発症から5か月時)

本人が主体的に行える家事の列挙とメモリーノート記入(**図5**)についてアドバイスした.

7）結果(発症から9か月時)

留守番可能となり, 妻は週3日パートを開始した. 今後, 復職希望のため障害者支援施設で就労

今日の予定 11 月 24 日（火）

済んだら チェック	時間	予定・行ったこと
☑	7時	起床 体温 36.0°
☑	8時	朝食 いりたまご、海そう、ごはん、みそしる 97/66, ㊹ ジョア
☐	9時	
☑	10時	10:05 作業
☐	11時	
☑	12時	昼食 ギョウザ定食
☐	13時	
☑	14時	2:00 理学
☑	15時	3:50 言語
☐	16時	
☐	17時	
☑	18時	夕食
☐	19時	
☐	20時	
☑	21時	ねる

図 3.
【事例1】メモリーノートに予定の記入

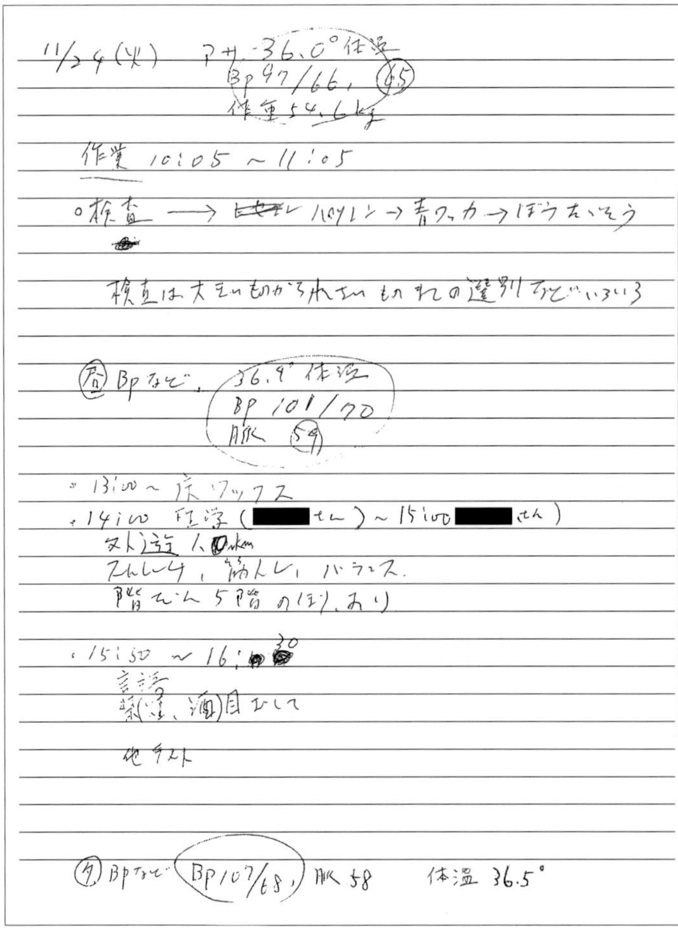

11/24(火) アサ -36.0° 体重
Bp97/66, ㊹
体重 54.6 kg

作業 10:05 〜 11:05

○検査 ⟶ レセ パソコン→青ワッカ→ぼうたいそう

検査は大きいものから小さいものまでの選別などいろいろ

㊺ Bpなど, 36.4° 体温
Bp 101/70
脈 59

・13:00 〜 床ワックス
・14:00 理学（A さん）〜 15:00（A さん）
外遊 1.0 km
ストレッチ, 筋トレ, バランス.
階だん 5階 のぼり, おり

・15:50 〜 16:30
言語
禁（煙, 酒）目むして
他テスト

㊐ Bpなど Bp107/68, 脈 58 体温 36.5°

11/24(火) アサ 36.0℃体温
Bp97/66, 65
体重 54.6 kg
作業 10：05 〜 11：05
○検査 ⟶ レセ パソコン→青ワッカ→ぼうたいそう
検査は大きいものから小さいものまでの選別などいろいろ

昼 Bp など 36.4℃体温
Bp101/70
脈 59
・13：00 〜 床ワックス
・14：00 理学（A さん）〜 15：00(A さん)
外遊 1.0 km
ストレッチ, 筋トレ, バランス
階段 5 階のぼり, おり

・15：50 〜 16：30
言語
禁（煙, 酒）目むして
他テスト

夕 Bp など Bp107/68, 脈 68, 体温 36.5℃

図 4.【事例1】メモリーノートにやったことの記入

移行支援の通所も検討している.

8）気づきに関する考察

　転入院時，重度の記憶障害，見当識障害，当惑作話がみられたことから，気づきについては知的気づきも得られていない状況と考えられる．メモリーノートを記入する習慣を獲得し，退院後もメモリーノートを記入，参照しながら生活を送っている．これは，本人が，くも膜下出血により記憶障害があること（知的気づき）を理解し，メモリーノートの必要性を感じ（体験的気づき），メモリーノートを記入，参照することで（予測的気づき），記憶障害による日常生活のトラブルを未然に防いでいると考える．

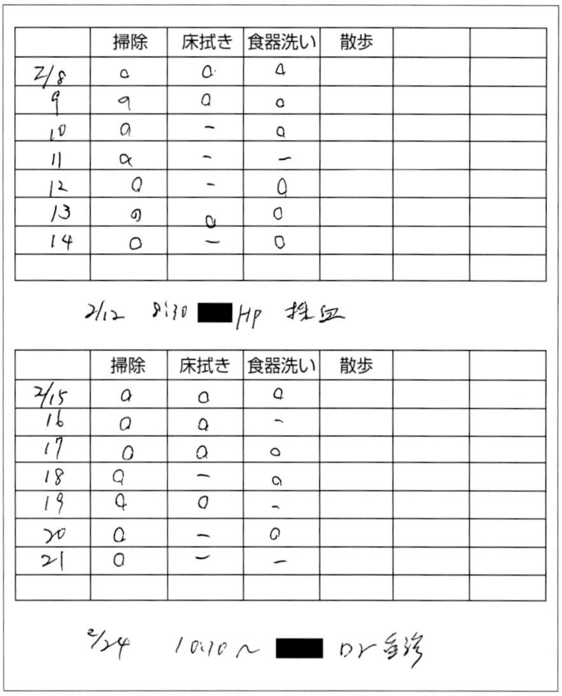

	掃除	床拭き	食器洗い	散歩		
2/8	○	○	○			
9	○	○	○			
10	○	～	○			
11	○	～	～			
12	○	～	○			
13	○	～	○			
14	○	○	○			

2/12　8:30　■Hp 採血

	掃除	床拭き	食器洗い	散歩		
2/15	○	○	○			
16	○	○	～			
17	○	○	○			
18	○	～	○			
19	○	○	～			
20	○	～	○			
21	○	～	～			

2/24　10:10～　■ Dr 診察

図 5.【事例1】在宅でのメモリーノート記入

表 4.【事例2】病識の低下により代償手段が獲得できなかった事例

	くも膜下出血発症 開頭クリッピング術	発症から3週 薬物調整目的で精神科入院	発症から5か月 外来リハビリテーション開始	発症から8か月 復職開始 精神科デイケア開始	発症から11か月 精神科デイケアを休むようになり，中断	発症から14か月	発症から20か月
生活	①他患の部屋に入ってしまう ②会話を理解できない ③会話を忘れてしまう	①徘徊や夜間断眠など問題行動が目立ち身体拘束される ③入院していることを忘れている	④本人：自分では問題ない，運転したい ④妻：頼んだ用事を忘れる，入院していたことを忘れる ④妻：1日何もしないで過ごす	④本人：運転して営業に行きたい ④仕事に部分的に復職するが，妻に促され出勤する ③④ノートは妻の促しが必要	⑤朝，自ら仕事に行く生活が定着 ③④ノートは妻の促しが必要	④本人：運転して営業に行きたい ③④ノートは妻の促しが必要	③仕事の電話応対で2件続けて対応すると内容が混ざる ③④ノートは妻の促しが必要，妻の促しに易怒的になる
リハビリテーション			③④ノートを記入するよう指導したが，持参忘れありどこに書いたかわからない質問に対しノートを見ずに答える	③④事務所にいる時間をノートに記入するように指導	③④業務内容を記入するように指導	③④毎日の日課を記入するように指導	③④ノートの指導を継続
症状	①脱抑制 ②支離滅裂錯乱状態 ③記憶障害	①脱抑制 ③記憶障害	③記憶障害 ④病識の低下 ⑤自発性の低下	③記憶障害 ④病識の低下 ⑤自発性の低下	③記憶障害 ④病識の低下 ⑤自発性の向上	③記憶障害 ④病識の低下	③記憶障害 ④病識の低下
検査結果		HDS-R：15→19/30	MMSE-J：21/30 S-PA：有4-6-7 　　　無0-2-2 ベントン：正7誤4 RBMT：8 CAT： 　「3」100秒 　「か」127秒 CAS：臨床的総合評価4	MMSE：30/30 S-PA：有6-8-8 　　　無1-0-2 CAS：臨床的総合評価2	S-PA：有4-7-9 　　　無2-2-2 RBMT：7 CAS：臨床的総合評価1	S-PA：有5-9-9 　　　無0-1-0 ベントン：正8誤3	S-PA：有5-7-9 　　　無1-0-2 ベントン：正9誤1 RBMT：12

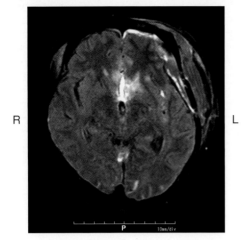

図 6.【事例 2】MRI（FLAIR）

2.【事例 2】病識の低下により代償手段が獲得できなかった事例

50 歳代，男性．卸売りの自営業．経過を**表 4**，脳画像を**図 6**に示す．MRI（FLAIR）では前脳基底部に信号異常がみられる．発症から 5 か月時，外来リハビリテーションを開始した．

1）評価と問題点・利点の抽出（発症から 5 か月時）

MMSE-J 21 点，RBMT 8 点，S-PA 有関係 4-6-7，無関係 0-2-2

担当者の名前と顔を覚えていなかった．受付からリハビリテーション室までの経路を覚えていなかった．日常会話から病識の低下，自発性の低下がみられた．

評価結果から見当識障害，記憶障害，病識の低下，自発性の低下があると判断した．

2）目標（発症から 5 か月時）

長期目標は復職．短期目標は上記症状の改善とした．

3）介入（発症から 5 か月時）

外来開始時，見当識障害や記憶障害があったため，生活スケジュールをメモリーノートに記入するようにアドバイスした．直接的介入として，SR

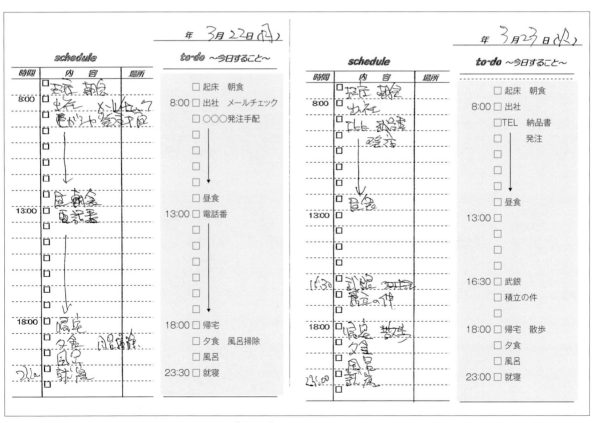

図 7.【事例 2】メモリーノートの記入

表 5.【事例 3】記憶障害が軽度で復職可能となった事例

	くも膜下出血発症 開頭クリッピング術	発症から5週 当センター転入院	発症から9週 当センター退院	発症から10週 外来リハビリテーション開始	発症から8か月 外来リハビリテーション終了	復職開始
生活	術前，人工呼吸器装着し，ADL全介助／術後，高次脳機能障害がみられる	ADL自立／著明な記憶障害はみられず／院内生活に問題なし		退院後，免許センターで適性相談受診し，合格／一人で運転して外来リハビリテーション通院	退院後の生活で，高次脳機能障害の影響は感じられないと妻から情報を得る	事務職に配置転換9～18時，週5日勤務／高次脳機能障害の影響はない様子
リハビリテーション		高次脳機能評価を行う／運転評価を行う	運転評価では，注意の低下は影響せず／反応検査は同年代と比較し「普通」／市街地走行でも判断の遅れやアクセル，ブレーキの遅延はみられない	子どもの送迎や家事を行うことを提案する／事務作業を練習し復職時期の検討をする	PCを用いた事務作業ではミスが目立たなかったため復職の準備を進める	
検査結果	JCS：術前Ⅲ-200／術後Ⅰ-1／MMSE：24/30／S-PA：有7-10-10／　無3-7-6／FAB：9／コース：25/131／TMT：A45秒 B不可	ベントン：正8誤2／FAB：17／コース：24/131／TMT：A38秒 B115秒／REY：模写36　直後再生24／RBMT：21点／箱作りテスト：作品の質D	MMSE：27/30／コース：129/131／箱作りテスト：作品の質B		MMSE：26/30／S-PA：有7-9-10／　無2-3-6／ベントン：正10 誤0／コース：128/131／TMT：A93秒B120秒	

法を用いて，担当者の名前を想起する練習を行った．PQRST法を用いて文章記憶の練習を行った．環境調整では，妻に病状を伝え，復職方面では，妻の把握できる範囲内での業務に留めることでトラブルが減少するとアドバイスした．

4）結果（発症から20か月）

担当者の名前は想起できるようになった．文章記憶の把持時間は5分程度に留まった．

メモリーノートは定着せず，代償手段獲得は難しかった．復職には，妻の協力が得られた．復職は部分的に可能となり，医療スタッフが設定した目標は達成できたが，本人の望む「一人で営業に行く」ということは叶わなかった．

5）代償手段の獲得と目標設定の見直しについて

外来開始時から代償手段獲得を目標にメモリーノートを導入した．開始時では，生活スケジュールを記入するようにアドバイスしたが，本人が主体的に記入することは難しかった．発症から8か月時，部分的に復職したため，事務所にいる時間

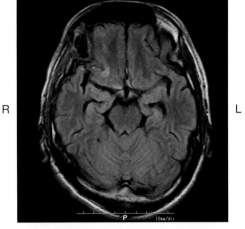

R　　　　　　　　　　　L

図 8.【事例 3】MRI（FLAIR）
前脳基底部に信号異常が認められないため，両側側頭葉の萎縮を確認できる断面を提示

を中心に記入するようにアドバイスしたが，定着しなかった．発症から11か月時，自ら事務所に行く生活が定着し，自発性が向上したと考え，業務内容を中心にメモリーノートを記入するように提案したが，記憶錯語がみられ，定着しなかった．

表 6. 3事例のリハビリテーション治療の経過

事　例	RBMT*	気づき (推定)	介入	リハビリテーション 治療期間と結果
事例 1 50歳代，男性	4→15	知的気づきなし ↓ 知的気づきあり ↓ 体験的気づき ↓ 予測的気づき	直接的介入(EL) ＋ 代償手段獲得	留守番可能 代償手段獲得 入院3か月，外来6か月
事例 2 50歳代，男性	8→12	知的気づきなし ↓ 知的気づきあり？	直接的介入 (SR法・PQRST法) ＋ 代償手段獲得 ＋ 環境調整	部分的復職 代償手段未獲得 外来15か月
事例 3 30歳代，男性	21	知的気づきあり	直接的介入	復職 自動車運転再開 入院1か月，外来6か月

＊RBMT：40歳〜59歳以下カットオフ値　標準プロフィール 16/17 点
　　　　39歳以下カットオフ値　標準プロフィール 19/20 点

発症から14か月時，記憶錯語が表出しないよう毎日の日課(メールチェック，風呂掃除)を中心にメモリーノートの定着をはかった．

このようにメモリーノート(図7)の内容を修正しながら，本人が日々の生活を振り返られるように配慮したが，結果として代償手段獲得には至らなかった．

6) 気づきに関する考察

「自分では問題ないと思っている」という本人の発言が示すように病識の低下が代償手段獲得に至らなかった要因と考える．記憶の検査結果を説明しても，「前から苦手でした」「みんなできますか？」と記憶障害を認めない発言がみられた．

本人は，くも膜下出血で入院していたことは理解しているというが，妻が何度も説明した結果，言葉にしているだけのようで，本人の実体験に基づいていないと思われた．実際に，いつ発症したか質問したが，答えられなかった．電話応対でのミスが記憶障害によるものとも理解できていなかった．この2つのエピソードから知的気づきが得られているか，判別は難しい．

3.【事例3】記憶障害が軽度で，復職が可能となった事例

30歳代，男性．会社員営業職．経過を表5，脳画像を図8に示す．

MRI(FLAIR)では，前脳基底部に信号異常は認めないが，両側側頭葉内側部に軽度萎縮を認める．脳梁膨大部左側，右側頭葉前方と前頭葉右眼窩部下面に損傷がみられ，前脳基底部の損傷は明らかではない．発症から5週時，急性期病院から当センターに転入院した．

1) 評価と問題点・利点の抽出(転入院時，発症から5週時)

MMSE 24 点，RBMT 21 点，S-PA 有関係 7-10-10，無関係 3-7-6

WMS-R 言語性記憶 114，視覚性記憶 111，一般性記憶 114，注意/集中 101，遅延再生 99

入院生活では大きな問題はみられなかった．

評価結果から軽度の記憶障害があると判断した．

2) 目標(転入院時，発症から5週時)

長期目標は復職．短期目標は自動車運転評価とした．

3) 介入(転入院時，発症から5週時)

自動車運転に関連のある高次脳機能評価とドライビングシミュレーターを用いた練習を実施した．記憶障害が日常生活に影響を及ぼすか外泊時の様子を妻から聴取した．

4) 退院時評価(外来開始時，発症から9週時)

外泊時，問題がなかったため，退院した．退院後，免許センターで適性相談を受け合格した．

5）目標（外来開始時，発症から 10 週時）

長期目標は復職．短期目標は，家庭内役割の獲得，運転状況の確認，事務作業の確認とした．

6）介入（外来開始時，発症から 10 週時）

在宅生活の過ごし方を提案し，働いている妻の代わりに，子どもの送迎，洗濯，掃除，調理などの家事を担った．幕張版ワークサンプルを用いて事務作業を確認した．自動車運転状況を確認し復職を提案した．

7）結果（発症から 8 か月時）

会社の上司や人事担当，産業医の面談を経て事務職として復職した．現在も就労は継続している．

8）気づきに関する考察

発症から 5 週経過した転入院時では，高次脳機能障害の精査をした結果，記憶障害が軽度であった．各検査に時間を要し処理速度の低下が疑われた．自動車運転評価の結果を説明した際に，処理速度の低下から判断の遅れやアクセル・ブレーキの反応動作の遅れが生じる可能性があることを伝えたところ，理解を示した．また，高次脳機能障害ついて説明した際にも，本人から言語化できないが，何か病前とは異なる旨の発言があった．このことから知的気づきは得られていると考える．軽度の記憶障害の場合，当然のことながら，日常生活のトラブルはほとんどなく，代償手段も必要としない．事例 3 のような軽症例では病前と少し異なる認識が本人にあれば十分であると推察される．

おわりに

今回，前交通動脈瘤破裂後のくも膜下出血による記憶障害を呈した事例を 3 例紹介し，リハビリテーション治療の実際を説明した（**表 6**）．事例 1 は当然ながら，発症から 1 年未満の時期であり，リハビリテーション治療の効果というより自然回復であるという見方もあると思われる．前述したアプローチは以前から記憶障害に対するリハビリテーション治療として行われており，推奨度の高い介入方法である．リハビリテーション治療に

よって気づきが向上し，代償手段を獲得したことが留守番を可能とした要因と考えている．

気づきを得ることは代償手段の獲得に結び付く一方，病前の自分とは異なることを感じ，障害を受けとめることにもなる．気づきの階層が向上するにつれ，うつ状態となる患者も少なくない．医療スタッフが本人，家族と良好な関係を築くことで，孤立やうつを予防できた患者も存在する．本人や家族が話しやすい雰囲気を作り，主体的にリハビリテーション治療に参加する環境づくりも重要である．

文　献

1) Cicerone KD, et al：Evidece-based cognitive rehabilitation：updated review of the literature from 2003 through 2008. *Arch Phys Med Rehabil*, **92**(4)：519-530, 2011.

2) 板倉　徹：くも膜下出血と高次脳機能．平山惠造ほか（編），脳血管障害と神経心理学，pp. 25-28, 医学書院，2013.

3) 藤井俊勝：記憶障害．平山惠造ほか（編），脳血管障害と神経心理学，pp. 58-66, 医学書院，2013.

4) 原　貴敏：記憶障害のリハビリテーション，武田克彦ほか（編），高次脳機能障害のリハビリテーション Ver 3, pp. 249-257, 医歯薬出版，2018.

5) Wilson BA, et al：Errorless learning in the rehabilitation of memory impaired people. *Neuropsychol Rehabil*, **4**(3)：307-326, 1994.

6) 原　貴敏：記憶障害に対するアプローチ，*MB Med Reha*, **192**：63-72, 2016.

7) 三村　將：記憶障害のリハビリテーション，平山惠造ほか（編），脳血管障害と神経心理学，pp. 58-66, 医学書院，2013.

8) Crosson B, et al：Awareness and compensation in postacote head injury rehabilitation. *J Head Trauma Rehabil*, **4**(3)：46-54, 1996.

9) 石合純夫：高次脳機能障害学，pp. 216-220, 医歯薬出版，2013.

10) 苧坂直行：高次脳機能障害とアウェアネス，高次脳機能研，**32**(3)：427-432, 2012.
Summary アウェアネスは意識や注意と関連した何かに気づくことと定義し，第 1 階層を覚醒，第 2 階層を外的環境に気づいている心の状態，第 3

階層を自己や他者の心に気づいている心の状態と3つの階層に分類している.

11) 長野友里：高次脳機能障害の awareness. 高次脳機能研, **32**(3)：433-437, 2012.
Summary 高次脳機能障害者の awareness を改善するためのアプローチを紹介している. アプローチは認知的, 心理的, 環境へのアプローチが重要である. 個別や集団でのアプローチを紹介している.

12) 岡村陽子：セルフアウェアネスと心理的ストレス. 高次脳機能研, **32**(3)：438-445, 2012.
Summary セルフアウェアネスの獲得がリハビリテーションの効果を高めるために必要だが, 同時に, 自分の低い能力を認識するため心理的ストレスを高める危険性がある.

13) 柴田　孝ほか：高次脳機能障害者本人・家族間の awareness gap—PCRS(patient Competency Rating Scale)を用いた検討—. *Jpn J Rehabil Med*, **51**：488-491, 2014.
Summary Awareness gap は自己の認識欠如と認識過剰と分けられ, 欠如している症例の方が多い. また, 病識が欠如している症例では, 離婚や別居など家庭内のトラブルがみられた.

14) 阿部順子：高次脳機能障害者の障害認識とその変容過程—当事者の語りから. 総合リハ, **39**(3)：273-281, 2011.
Summary 障害認識は, 急性期病院では現状把握できない段階, リハビリテーション専門病院では障害を知る段階と当事者の事例を挙げて障害認識の変容を述べている.

MB Med Reha No.264：65-74, 2021

特集／脳血管障害の診断・治療の進歩とリハビリテーション診療

痙縮治療：エコーガイド下ボツリヌス療法

古川俊明*

Abstract ボツリヌス療法は限局性に痙縮を改善することができる有効な治療法である．リハビリテーション治療を併用することで，疼痛の軽減や衛生面の改善，介助負担の軽減，さらに手指や歩行機能の改善をもたらし，日常生活活動や生活の質の向上が期待できる．

ボツリヌス療法の施注手技では，精度や効果の面で超音波や電気刺激ガイド下での施注が推奨されている．超音波は標的筋（痙縮筋）および周囲の筋・骨，血管・神経を視覚的に確認することができる．また，電気刺激を併用することで，標的筋の収縮を確認することができる．

Key words 痙縮(spasticity)，ボツリヌス療法(botulinum therapy)，エコーガイド下施注(ultrasound-guided injection)，リハビリテーション(rehabilitation)

はじめに

痙縮は中枢神経損傷によって生じる上位運動ニューロン症候群による症候の1つである[1][2]．

機能障害や能力低下をきたすことから，痙縮治療はリハビリテーション医療における重要な課題である．ボツリヌス療法においてボツリヌス毒素製剤が効果的に働くためには，標的筋（痙縮筋）を同定し，正確に注射することが重要である．ボツリヌス毒素製剤施注の精度，効果を高めるために，超音波や電気刺激によるガイドが有効である．解剖学的に基づいた触診上の標的筋の同定とエコーガイドおよび電気刺激での同定の比較において，エコーガイド，電気刺激下同定のほうが施注精度は高く，またボツリヌス療法後の Modified Ashworth Scale (MAS)[3]や関節可動域の有意な改善効果が報告されている[4][5]．

ガイド下のボツリヌス療法は標的筋の同定，施注の精度，効果を担保するうえで必要な手技とな

る．エコーガイド下治療を中心に，効率的に治療を行うための手順，穿刺法，ポジショニング，プローブ操作を概説し，上下肢の主要な標的筋の同定，表在筋および深部筋に対する治療アプローチを踏まえて概説する．

エコーガイド下ボツリヌス療法の有用性

エコーはリアルタイムかつ視覚的に標的筋までの深さ，形状，大きさを同定し，周囲の血管，神経との位置関係をみることで，施注の精度と安全性を高めてくれる．また，標的筋の動きを他動および自動により確認することにより，より正確な施注につながる．例えば，痙縮患者で下肢の槌趾の所見がある場合は長趾屈筋の痙縮，内反足の所見がある場合は後脛骨筋の痙縮が疑われる．下肢のエコープローブ位置で標的筋（長趾屈筋，後脛骨筋）は容易に確認することができる（**図1**）．標的筋が長母指屈筋の場合は，前腕のエコープローブ位置で周囲の筋・骨，血管・神経を同定，位置関

---

* Toshiaki FURUKAWA, 〒 192-0032 東京都八王子市石川町 1838 東海大学医学部付属八王子病院リハビリテーション科，リハビリテーションセンター長

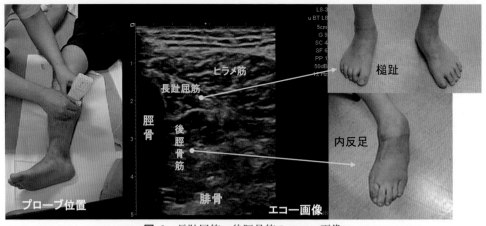

図 1. 長趾屈筋, 後脛骨筋のエコー画像

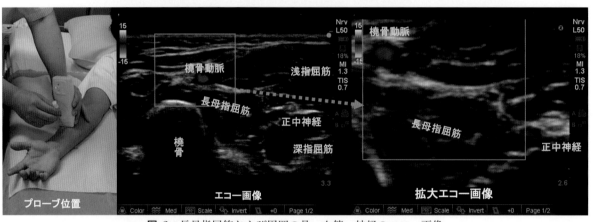

図 2. 長母指屈筋および周囲の骨, 血管・神経のエコー画像

表 1.
エコーガイド下施注までの手順

診察, 全身状態のチェック, 標的筋の評価(MAS など), ボツリヌス毒素製剤,
溶解用生理食塩水, 注射器(1 m*l*), 施注針(30 G, 23 G), 消毒綿などの準備
超音波装置, プローブの準備(電気刺激装置と専用針の準備)

↓

ベッド上, 背臥位(側臥位)・安楽姿勢をとらせる
プレスキャンにて標的筋の同定(適宜マーキング, 穿刺時の疼痛:表面麻酔)
深さや形状・大きさ, 周囲の筋・骨, 血管・神経の確認(針の選定)

↓

プローブカバー装着, 施注部位周辺の消毒
プローブを動かし標的筋を同定
交差法にて針を標的筋まで進めボツリヌス毒素製剤注入

係を知ることで安全かつ的確に治療ができる. ま
た, エコーズーム機能を使って画像を拡大するこ
とにより, 萎縮や個体差に対して施注しやすくな
る(図2).

施注までの手順(表1)

　診察, 全身状態のチェックを行い, 標的筋の評
価(MAS など)に基づき各標的筋へのボツリヌス

毒素製剤の施注単位を決定する. ボツリヌス毒素
製剤, 溶解用生理食塩水, 注射器(1 m*l*), 施注針
(30 G, 23 G), 消毒綿などの準備, 超音波装置と
プローブの準備を行う. 電気刺激装置も併用して
使用する場合は専用針の準備もしておく. 次に
ベッド上で背臥位および側臥位で安楽姿勢をとら
せ, プレスキャンにて標的筋の同定を行う. 適宜
マーキングや針穿刺の痛みに敏感な方は前処置と

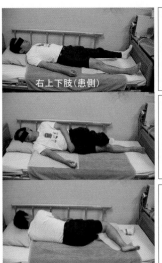

図 3.
エコーガイド下施注のポジショ
ニング

背臥位の姿勢

上肢は長母指屈筋、浅指屈筋、深指屈筋、橈骨手根屈筋、尺側手根屈筋、円回内筋、上腕筋、上腕二頭筋、肩甲下筋、大胸筋など。下肢は腓腹筋内側頭、ヒラメ筋、長趾屈筋、後脛骨筋などが施注できる。

側臥位の姿勢（患側下）

上肢は肘屈曲位や前腕回内の痙縮が強くて、前腕の保持やエコープローブの接地が困難なとき、また背臥位姿勢がつらい場合にとる。

側臥位の姿勢（患側上）

上肢は広背筋、大・小円筋、肩甲下筋など。
下肢は腓腹筋外側頭、長母趾屈筋などが施注できる。

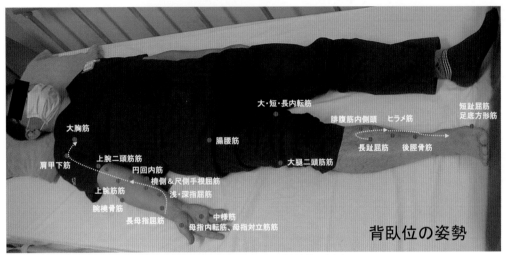

図 4. プレスキャンでの標的筋の同定

して表面麻酔を行う場合もある．深さや形状・大きさ，周囲の筋・骨，血管・神経の確認をして針の選定も行う．プローブカバーを装着し，施注部位周辺の消毒後，プローブを動かし標的筋を同定し，交差法にて針を標的筋まで進め，予定単位量のボツリヌス毒素製剤を注入する．

エコーガイド下施注のポジショニング（図3）

エコーガイド下施注のポジショニングは大切で，背臥位の姿勢は多くの標的筋を施注することができる．患側を下にした側臥位姿勢は，上肢で肘屈曲位や前腕回内の痙縮が強くて，前腕の保持やエコープローブの接地が困難なとき，また背臥位姿勢がつらい場合にとる．患側を上にした側臥位姿勢でもいくつかの主要な筋を施注できる．

プレスキャン（図4，5）

背臥位姿勢では主要な屈筋標的筋を同定することができ，上肢のエコー操作ではプローブを末梢側から中枢側に移動しながら，下肢では逆に中枢側から末梢側へプローブを移動して標的筋を同定していく．施注時も同様にプローブを移動し同定，施注するとより効率的に治療ができる．他の必要な標的筋も同定しておく（図4）．

また，プレスキャンのときに施注部位によって標的筋に確実に到達する施注針を選定しておく．

下腿の部位（図5）のエコー画像では，ヒラメ筋は19 mmの施注針，長趾屈筋は25 mm，後脛骨筋になると60 mmのカテラン針が必要となる．

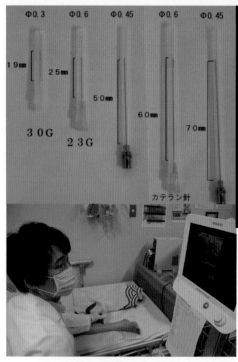

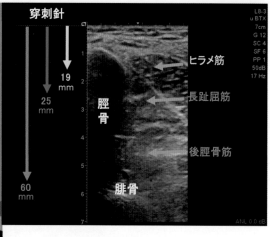

図 5.
下肢のエコー像による標的筋の深さに応じた
施注針の選定

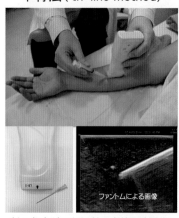

平行法（In-line method）

刺入角度が小さく，針の全体を確認する
ことができるが筋到達までの距離が長く
なる。

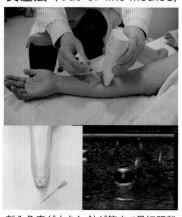

交差法（Out-of-line method）

刺入角度が大きく，針が筋まで最短距離
で到達できる。針先はエコービーム上の
通過点で高輝度となる。

図 6.
針穿刺の方法

針穿刺の方法（図 6）

　針穿刺の方法は平行法と交差法があり，平行法
は針の全体を確認することができるが筋到達まで
の距離が長くなる．交差法は針が筋まで最短距離
で到達できるため，この方法を我々は使用してい
る．針先はエコービーム上の通過点で高輝度とな
る．

上下肢のプローブ走査（短軸）と
穿刺（背臥位および側臥位）（図 7）

　上下肢の主要な標的筋の同定については，上肢
のエコー操作では背臥位姿勢でプローブ（リニア）
を前腕から上腕，肩（末梢から中枢）に移動しなが
ら，長母指屈筋～浅・深指屈筋～橈側・尺側手根
屈筋～円回内筋～上腕筋～上腕二頭筋～肩甲下
筋～大胸筋と標的筋を同定し施注するとより効率

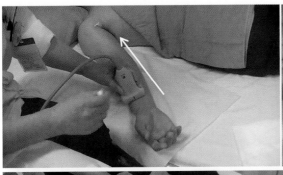
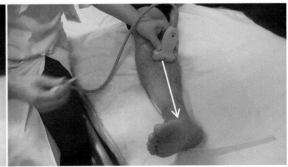
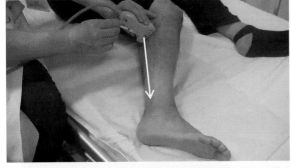

図 7.
上下肢プローブ短軸走査と穿刺

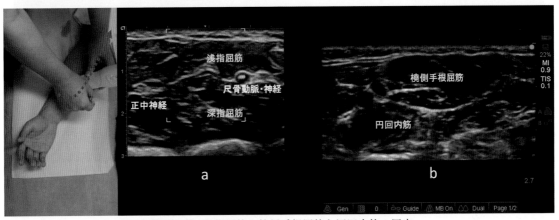

図 8. 浅・深指屈筋，橈側手根屈筋と円回内筋の同定

的に治療ができる．下肢のエコー操作では背臥位姿勢で逆に中枢側から末梢側へプローブを移動して長趾屈筋～後脛骨筋～腓腹筋内側頭～ヒラメ筋，側臥位姿勢で腓腹筋外側頭，長母趾屈筋と標的筋を同定・施注するとより効率的に治療ができる．

上下肢の主要な標的筋の同定と施注
（図1，2，8～11）

前腕中央部・橈側付近にプローブをあてると橈骨をメルクマールとして長母指屈筋，橈骨動脈と正中神経が同定できる（図2）．次に尺側へプローブを移動し，正中神経と尺骨動脈・神経が描出で

きる場所を探す．正中神経と尺骨動脈・神経を結ぶライン上の上半分が浅指屈筋，下半分が深指屈筋である（図8-a）．さらに中枢側へプローブを移動し，橈側手根屈筋と円回内筋（図8-b），尺側手根屈筋，上腕筋，上腕二頭筋と同定していく．

この症例（図9）は尺側手根屈筋，上腕二頭筋の施注症例で，尺側手根屈筋は萎縮もあり，薄く，エコー画像を拡大してリニアプローブ，短軸走査，交差法で施注している．針先が高輝度の点として，周囲に低輝度の液体（ボツリヌス毒素製剤）が広がっていくのがわかる．上腕二頭筋は針先が高輝度の点としてみられる．

なお，浅指屈筋，深指屈筋はそれぞれ4つの筋

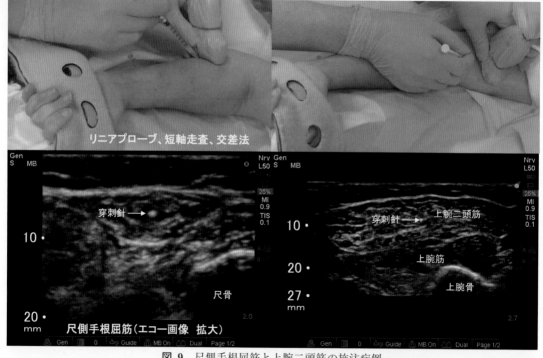

リニアプローブ、短軸走査、交差法

穿刺針→

尺骨

尺側手根屈筋（エコー画像　拡大）

穿刺針→　上腕二頭筋

上腕筋

上腕骨

図 9. 尺側手根屈筋と上腕二頭筋の施注症例

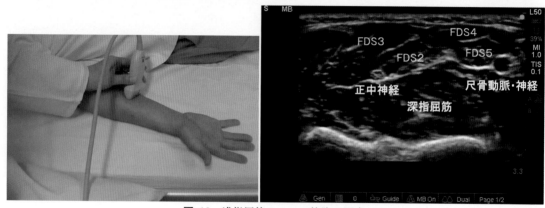

FDS3　FDS4

FDS2　FDS5

正中神経　　　　尺骨動脈・神経

深指屈筋

図 10. 浅指屈筋の 4 つの筋腹の同定
FDS：浅指屈筋

腹に分かれており，エコーガイド下で描出できる（図 10，11）．さらに他動的に第 2〜4 指の PIP あるいは DIP 関節を動かすと，浅指屈筋，深指屈筋のそれぞれ 4 つの筋腹の動きをみることができる．

下肢のプローブ走査では腓腹筋内側頭からヒラメ筋への施注は，プローブを中枢側から末梢側へ移動すると容易に施注することができる（図 12）．

下腿内側中央部にプローブを設置すると，脛骨をメルクマールとしてヒラメ筋，長趾屈筋および後脛骨筋の同定が可能である（図 1）．ただ，この位置では，後脛骨は深部に位置しており，カテ

ラン針（60 mm）が必要となる．このような深部の筋に対してはエコービームの到達が困難な場合があり，エコーと電気刺激の併用を行うこともある（図 13）．

後脛骨筋へのアプローチにはヒラメ筋，長趾屈筋を貫通していく posterior approaches と前脛骨筋を貫通していく anterior approaches[6]があるが，周囲に後脛骨動脈，前脛骨動脈，腓骨動脈や神経があり注意が必要である．

Posterior approaches では下 1/3 の位置にいくほど，後脛骨筋は深さが浅くなり，safety win-

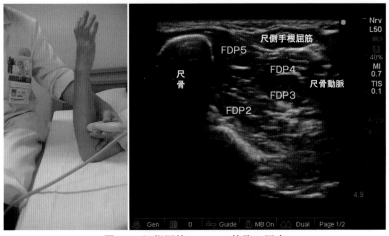

図 11. 深指屈筋の 4 つの筋腹の同定
FDP：深指屈筋

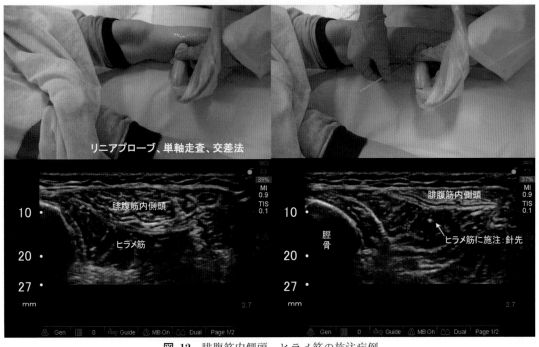

図 12. 腓腹筋内側頭, ヒラメ筋の施注症例

dow（脛骨から神経血管束の距離）が広く，後脛骨筋への針の到達距離が短くなるため安全に施注しやすい（図 14）．腓骨後面下方 2/3 を起始とし母趾の末節骨底に停止する長母趾屈筋もしばしば標的筋となる（図 15）．

表在筋に対するエコーガイド下ボツリヌス療法が有効であった症例（図 16）

64 歳，男性，発症から 22 年の脳梗塞．右片麻痺はブルンストロームステージ上肢：Ⅳ，手指：Ⅳ～Ⅴ，下肢：Ⅳ．右側の第 1, 2, 5 指の伸展は可能であるが，第 3, 4 指は伸展できない（図 16-a）．右手指痙縮は第 2 指の浅指屈筋および深指屈筋が MAS 1，第 3 指の浅指屈筋が MAS 2，深指屈筋が MAS 1＋，第 4 指の浅指屈筋が MAS 2，深指屈筋が MAS 1＋，第 5 指の浅指屈筋および深指屈筋が MAS 1 の筋痙縮を認めた．自動伸展関節可動域角度は第 1, 5 指の近位指節間関節および遠位指節間関節は 0°，第 3 の近位指節間関節は－100°，第 4 指の近位指節間関節は－90°，第 3 の

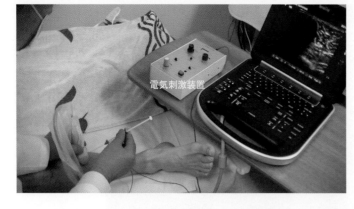

図 13.
エコーと電気刺激装置の併用

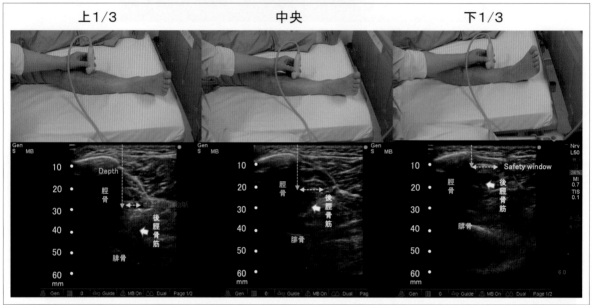

図 14. 後脛骨筋へのアプローチ（posterior approaches）

遠位指節間関節は −70°，第 4 の遠位指節間関節は −60° であった．Disability Assessment Scale（DAS）[7]では hygiene は 2，limb position は 3，pain 0，dressing は 1 であった．

利き手は右手であり，利き手交換にて自助具などを使用し，食事を含む日常生活動作は獲得していたが，右手では第 3，4 指が開かず，第 1，2 指のつまみ動作しか可能でなく，両手を用いた動作ができなかった．指全体で握ることができないため，車の運転時に右手でハンドルを保持することができない，両手で手すりを握る，コップや皿を把持するなどの動作ができないとの訴えがみられた．このため，治療計画としては，エコーガイド下に痙縮の強い第 3 と 4 指の浅指屈筋および深指屈筋を選択的に同定して，この部位にのみ，ボツ

リヌス毒素の効果を発現させることとした（図16-b，c）．

標的筋となる第 3 指の浅指屈筋の中央部に達したところで，2 か所に施注を行った（図 16-d）．次いで針先の方向と深さを変えて第 3 指の深指屈筋の中央部に達したところで施注を行った．続いて第 4 指の浅指屈筋，次いで，針先の方向と深さを変えて第 4 指の深指屈筋の中央部に達したところで施注を行った．

A 型ボツリヌス製剤の量は合計 150 単位で，第 3 の浅指屈筋には 60 単位，第 4 指の浅指屈筋には 40 単位，第 3 および 4 指の深指屈筋には各 25 単位ずつ投与した．投与後，右上肢および手指に対して作業療法によるリハビリテーション訓練を 3 か月，週 1 回の頻度で施行した．

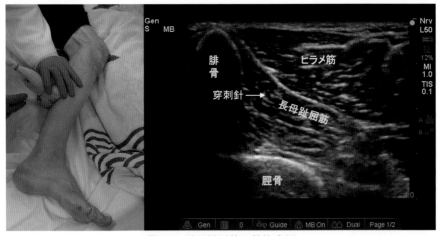

図 15. 長母趾屈筋の施注症例

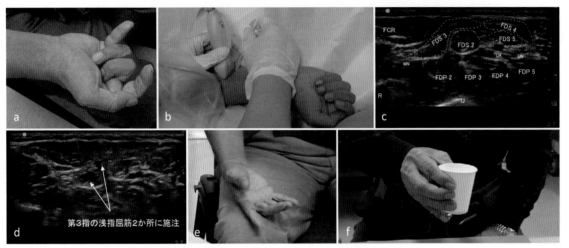

図 16. 表在筋に対するエコーガイド下ボツリヌス療法が有効であった症例
a：右側の第 1, 2, 5 指の伸展は可能であるが，第 3, 4 指は伸展できない.
b, c：エコーガイド下に痙縮の強い第 3 と 4 指の浅指屈筋および深指屈筋を選択的に同定して，
この部位にのみ，ボツリヌス毒素の効果を発現させることとした.
d：標的筋となる第 3 指の浅指屈筋の中央部に達したところで，2 か所に施注を行った.
e：第 3, 4 指の伸展が可能となった.
f：コップを保持し，口まで持っていく動作ができるようになった.
FDS：浅指屈筋，FCR：橈側手根屈筋，FDP：深指屈筋，MN：正中神経，UA：尺骨動脈，
UN：尺骨神経，R：橈骨，U：尺骨

施注 2 週間後の，右手指痙縮は，第 3 指の浅指屈筋は MAS 1，深指屈筋は MAS 1，第 4 指の浅指屈筋は MAS 1，深指屈筋は MAS 1 へ軽減した.

自動伸展関節可動域角度では第 3 指の近位指節間関節は−20°，第 4 指の近位指節間関節は−20°，第 3 指の遠位指節間関節は−5°，第 4 指の遠位指節間関節は−5°と改善を認め，第 3, 4 指の伸展が可能となった（図 16-e）.

リハビリテーション訓練を継続し，4 週間後には指全体で握ることが可能となり，車の運転時に右手でハンドルを保持することができるようになった. また，両手で手すりを握ることができるようになった. また，コップを保持し，口まで持っていく動作ができるようになった（図 16-f）.

DAS の scale では，hygiene は 2 から 0，limb position は 3 から 0 へ改善した. 8 週間後，12 週間後，16 週間後，20 週間後の評価においても，DAS，MAS および ROM は変化なく効果は持続していた[8].

脳卒中後の手指屈筋痙縮の治療では浅指屈筋，

深指屈筋に対する治療のターゲットとなる手指の屈筋は第2から第5指にわたるが，この症例のように，その痙縮の程度が一様でないことがある．

痙縮筋を効果的に治療し，手指の機能的な回復やADLの向上をはかる場合，エコーガイド下に選択的に筋を同定し，施注量を考慮して施注することが有用な場合がある．

おわりに

ボツリヌス療法は痙縮を限局性にコントロールする有効な手段であるが，ボツリヌス療法の目的が何なのかをまず考える必要がある．疼痛の軽減なのか，更衣動作のしやすさなのか，手が洗える，爪が切れるなどの衛生面なのか，介護のしやすさなのか，更なる機能回復を求めるのか．そこにはリハビリテーションの介入が不可欠と思われるが，日々の生活がしやすくなり，社会性が保たれることを目標として，患者とよく相談のうえで選択的に標的筋を治療することが大切である．

痙縮治療の必要がない標的筋もあるため，診察や患者の生活サイクルを考慮したうえで見極めながら治療をしていくことが必要と思われる．

ボツリヌス療法ではエコーガイド下の手技を用いることで，リアルタイムかつ，視覚的に標的筋を同定することができ，精度・安全面，また効果面で有効である．筋萎縮が強く，施注が困難な痙縮筋への施注には，エコーによる最適施注部位を考慮した，より選択的な施注が必要となってくると思われる．

文　献

1) Mayer NH：Clinicophysiologic concepts of spasticity and motor dysfunction in adults with an upper motoneuron lesion. *Muscle Nerve Suppl*, **6**：S1-S13, 1997.
2) Lance JW：Symposium synopsis. Spasticity, disordered motor control, Feldman RG, et al(ed). pp. 485-494, Year Book Medical Publishers, 1980.
3) Bohannon RW, Smith MB：Interrater reliability of a modified Ashworth scale of muscle spasticity. *Phys Ther*, **67**：206-207, 1987.
4) Andrea JB, et al：accuracy of electromyography needle placement in cadavers：non-guided vs. ultrasound guided. *Muscle Nerve*, **44**：45-49, 2011.
   Summary　ガイドなしと超音波ガイドありの比較では，超音波ガイドにより精度が大幅に向上することを報告した．
5) Alessandro P, et al：Botulinum toxin injection into the forearm muscle for wrist and fingers spastic overactivity in adults with chronic stroke：a randomized controlled trial comparing tree injection techniques. *Clin Rehabil*, **28**：232-242, 2014.
   Summary　電気刺激，超音波ガイド下施注では触診と比べ MAS，PROM の有意な改善を認めたことを報告した．
6) Won SJ, et al：Approach for needle insertion into the tibialis posterior：an ultrasonography study. *Muscle Nerve*, **53**(4)：528-531, 2016.
7) Brashear A, et al：Inter- and intrarater reliability of the Ashworth Scale and the Disability Assessment Scale in patients with upper-limb poststroke spasticity. *Arch Phys Med Rehabil*, **83**：1349-1354, 2002.
8) Furukawa T, et al：The Efficacy of Ultrasound-Guided Selective Botulinum Toxin Type A Therapy for Finger Spasticity Following Stroke：A Case Report. *Tokai J Exp Clin Med*, **44**：20-24, 2019.

MB Med Reha **No.264**：**75-81**, 2021

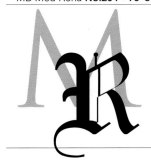

特集／脳血管障害の診断・治療の進歩とリハビリテーション診療

非侵襲的脳刺激・脊髄刺激

松田雅弘[*1]　　山口智史[*2]　　藤野雄次[*3]　　髙橋容子[*4]
春山幸志郎[*5]　　眞壁　寿[*6]　　藤原俊之[*7]

Abstract　　中枢神経に対する非侵襲的刺激によって一時的な神経活動に干渉する方法はneuromodulationと称され，本手法に使われる物理的な刺激は電気または磁気であり，その方法論として刺激部位，刺激強度など多岐にわたる．脳卒中患者に対する運動麻痺，歩行障害，その他の症状への治療効果が数多く報告されており，現在のリハビリテーションに加えてこれらの刺激を実施することで，その効果を増幅させることが期待されている．しかし，個人間で効果の差が大きいことから，十分なエビデンスの確立がされていない．より頑健なプロトコルを開発するために更なる臨床研究が進み，また治療手段だけでなく，脳機能局在またはそれらをつなぐネットワークの解明，作用機序や神経基盤の解明が進むことも期待されている．

Key words　　非侵襲的脳刺激（non-invasive brain stimulation；NIBS），経頭蓋磁気刺激（transcranial magnetic stimulation；TMS），経頭蓋直流刺激（transcranial direct current stimulation；tDCS），経頭蓋超音波刺激（transcranial focused ultrasound stimulation；tFUS），経皮的脊髄刺激（transcutaneous spinal cord stimulation；tSCS）

はじめに

Neuromodulation は，埋め込み型のように侵襲的に行う脳深部刺激（deep brain stimulation；DBS）などと，デバイスを体外に設置して非侵襲的に電気・磁気刺激を行う方法に分けられ，神経活動を一時的に調節する治療方法である．その中で非侵襲的に脳を刺激する方法は，非侵襲的脳刺激（non-invasive brain stimulation；NIBS）と総称され，経頭蓋磁気刺激（transcranial magnetic stimulation；TMS）に関しては 2020 年にうつ病に対して保険収載されている．その他の疾患に対する刺激について現在は保険外使用であるが，その効果について数多く報告[1]~[11]がされている．その非侵襲的刺激の標的は脳だけでなく脊髄，刺激方法としては電気・磁気刺激だけでなく超音波を使用した方法も近年検討されている．その最新の知見について，脳卒中患者の運動麻痺，失語，高次脳機能障害などに対する効果を中心に概説する．

非侵襲的脳刺激

非侵襲的に中枢神経を刺激し神経の活動性を変

[*1] Tadamitsu MATSUDA，〒 113-0033 東京都文京区本郷 3-2-12 御茶の水センタービル　順天堂大学保健医療学部理学療法学科，先任准教授
[*2] Tomofumi YAMAGUCHI，同，先任准教授
[*3] Yuji FUJINO，同，助教
[*4] Yoko TAKAHASHI，同，助教
[*5] Koshiro HARUYAMA，同，特任助教
[*6] Hitoshi MAKABE，同，教授
[*7] Toshiyuki FUJIWARA，同，教授／順天堂大学大学院医学研究科リハビリテーション医学，教授

化させられることは，対象者の身体的な負担も少ないため，リハビリテーションの効果を増大させる方法として注目を浴びている．その方法論は刺激部位・強度・頻度以外にも，脳刺激と運動療法の工夫[1]，末梢電気刺激との併用[2]，ロボットを用いた治療法[3]などを組み合わせたハイブリッド介入の取り組みも増えている．

1. 経頭蓋磁気刺激

反復経頭蓋磁気刺激（repetitive transcranial magnetic stimulation；rTMS）は運動誘発電位（motor evoked potential；MEP）測定に用いられるTMSを反復して実施する手法で，脳活動の変調を惹起することが可能である．高頻度の刺激（5 Hz以上）では脳皮質活動の促進，低頻度の刺激（1 Hz以下）では脳皮質活動の抑制が可能となる．その他に刺激パターンを様々に変化させて行うpatterned rTMS（p-rTMS），バースト波（theta burst stimulation；TBS），quadripulse stimulation（QPS）などが開発され，以前の規則的な周波数の刺激方法よりも効果が強いことや，効果の持続時間も長いと考えられている．

1）運動麻痺と歩行障害

脳卒中後の上肢運動麻痺と歩行障害に対するrTMSを用いた治療手段としては，刺激部位を病巣側あるいは非病巣側一次運動野の上肢または下肢の該当する領域に，病巣側への促通性の高頻度刺激（またはintermittent TBS；iTBS），非病巣側への抑制性の低頻度刺激（またはcontinuous TBS；cTBS）を実施している．

脳卒中患者の運動機能の改善に関するメタアナリシスの報告[4]では，20編のRCT研究（N＝841）からrTMSを実施した前後で4つのアウトカムを比較した結果，Fugl-Meyer Assessment（FMA）（標準化平均値差（standardized mean differences；SMD）＝0.635，95%CI＝0.421〜0.848），握力（SMD＝1.147，95%CI＝0.761〜1.534），Barthel Index（SMD＝0.580，95%CI＝0.377〜0.783），National Institutes of Health Stroke Scale；NIHSS（SMD＝−0.555，95%CI＝−0.813〜

−0.298）となり，rTMSの効果は機能だけでなく能力面の改善にも有効であったことが示された．その他に，下肢の運動麻痺に着目した報告[5]では，下肢の身体機能（SMD＝0.66，95%CI＝0.32〜1.00），下肢の活動性（SMD＝0.66，95%CI＝0.21〜1.11），MEP（SMD＝1.13，95%CI＝0.56〜1.70）となり，さらにrTMSによって歩行速度（SMD＝1.13，95%CI＝0.57〜1.70）の改善，FMAの下肢スコア（SMD＝0.63，95%CI＝0.16〜1.10）が改善した．また，Liら[6]は9編のrTMS研究についてメタアナリシスを行い，病巣側一次運動野下肢領域に対する高頻度rTMSは歩行速度の有意な治療効果を示しているが，非病巣側刺激に低頻度rTMSや両側刺激を用いた研究からは有意な効果はなく，バランス能力や運動機能の改善効果はみられないと報告している．Vazら[7]も10編の研究のメタアナリシスの結果，rTMSと他の療法の併用によって，歩行速度，ケイデンスなどの改善がみられ，対象は急性期・亜急性期・慢性期患者，刺激パターンは興奮（促通）性・抑制性のいずれについても効果があった．その他にも下肢機能，MEPの改善のほか，歩行速度や下肢FMAについても改善した．このように運動麻痺や歩行，バランスに関してポジティブな研究報告が増えてきたが，SMDはまだ小さくその分だけ被験者間での差が生じやすいことも考えられる．エビデンスを高めるためには，さらに検討が必要であることを示唆している．

2）嚥下障害

脳卒中患者の嚥下障害に対するrTMS（刺激部位：病巣側・非病巣側・両側運動野）の効果についてメタアナリシスを行った結果[8]，嚥下障害のアウトカムに有意な改善がみられた（SMD＝1.24，95%CI＝0.67〜1.81）．刺激の周波数によるサブグループ解析では，低頻度刺激rTMSを受けた嚥下障害患者では，高頻度rTMSと同様に臨床スコアが有意に改善した（p＜0.05）．刺激部位を層別化したサブグループ分析では，非病巣側半球（p＜0.05）および両側半球の刺激（p＜0.05）で有

意な変化が示唆されたが，病巣側半球では有意な変化はみられなかった．rTMS の最終セッションから4週間後に，rTMS の治療効果は維持された（p＜0.05）．

3）失　語

失語に関するシステマティックレビュー[9]では，28編1,287名を対象とした rTMS のメタアナリシスの結果，rTMS は sham（偽）刺激または従来のリハビリテーションよりも優れていることが示された．低頻度 rTMS では理解力を除く言語回復において sham 刺激よりも優れており，低頻度 rTMS または両側 rTMS では従来のリハビリテーションよりも言語回復が優れていたが，高頻度 rTMS では異なる結果となった．20回の rTMS セッションが呼称，理解，失語に優れた効果を示している．この報告での結論では，rTMS は比較的に有効でかつ安全性のある方法の可能性があるが，各論文にバイアスなどの存在があり，この結論を慎重に扱うべきとされている．

4）半側空間無視（USN）

Kashiwagi ら[10]は tDCS を含む NIBS 研究のレビューで，12編の RCT 論文と4編の非 RCT 論文のメタアナリシスを行った．線分二等分試験は sham（偽）刺激と比較して SMD＝－2.35（p＝0.0001），rTMS だけに絞っても SMD＝－2.82（p＝0.09）と全体のメタアナリシスと一致していた．かつ，rTMS で1 Hz（SMD＝1.46，95% CI＝0.73～2.20；p＜0.0001）および10 Hz（SMD＝1.19，95%CI＝0.48～1.89；p＝0.54）の両方で，Motor-Free Visual Perception Test でも USN に効果があることが示唆された．1 Hz の rTMS は sham（偽）刺激と比較して，Albert test と線分抹消試験で比較しても USN の改善に効果があった（SMD＝2.04，95%CI＝1.14～2.95；p＜0.0001）．そのため，脳卒中後の USN に対して rTMS は sham（偽）と比較して，より効果的であると結論づけた．しかし，まだ刺激部位や強度などによって効果に差が生じる可能性があり，今後の更なる研究が必要である．

2．経頭蓋直流電気刺激

経頭蓋直流刺激（transcranial direct current stimulation；tDCS）は頭皮上に設置した刺激電極から1～2 mA 程度の直流電流を，目的に応じて3～30分程度通電することで頭蓋内の脳皮質の神経活動を高めるか低下させることができる[11]．脳活動を変調させることで，中枢神経疾患後の運動機能，感覚機能，認知機能に対するリハビリテーションの効果を促進することが期待できる（図1）[12][13]．陽極電極（anode）ではプラス，陰極電極（cathode）ではマイナスが持続的に通電されて，一方向へ電流が流れる．その電流によって神経の静止膜電位の分極に作用し，活動の変化を生じさせる．適切な使用環境下での副作用の報告はないが，電気エネルギーによる電極部の熱傷に注意が必要である．禁忌として深部脳刺激装置，人工内耳，心臓ペースメーカー，磁性体クリップを有する者，てんかん・痙攣発作の既往や頭痛を有している者，妊娠中の者は禁忌となる．

1）上下肢の運動麻痺，バランス障害

主に一次運動野を刺激することが多く，その方法として，① 損傷側の皮質興奮性を高めることを目的とした治療，② 非損傷側の皮質興奮性を低下させることを目的とした治療，または ① と ② を合わせた両側（dual）刺激も行われる．① によって中枢神経活動を惹起し，刺激後には目的とする活動を促進させられる．また，② は半球間競合モデルの概念に基づき[14]，損傷側への半球間抑制を弱めることが期待できる．このように目的とする部位と刺激方法を選択する．

病巣側一次運動野下肢領域に対する陽極 tDCS によって，FMA 下肢，MI（Motricity Index）下肢の改善[15]のほか，静的姿勢安定指標の改善[16]，バランステストである Tinetti test 総得点の改善[17]にもつながったという報告がある一方，急性期脳卒中患者を対象とした研究では，FMA，NIHSS の改善量に tDCS と sham（偽）刺激に有意差はなかった．アウトカムによって異なり，Li ら[18]は10編のシステマティックレビューにおいても，脳卒

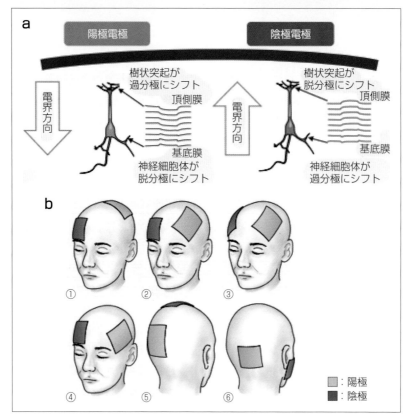

図 1. tDCS の機序（a）と電極の貼付位置（b），リハビリテーションの効果
陽極電極（anode）ではプラス，陰極電極（cathode）ではマイナスが持続的に
通電されて，一方向へ電流が流れる．また，各電極の下の神経細胞に脱分
極または過分極への電位変化を生じさせる．
　① 片側の運動野に陽極の刺激（主に脳卒中の病巣側で運動麻痺の改善）
　② 片側の背外側前頭前野に陽極の刺激（疼痛，持続的運動能力の改善）
　③ 両側外側前頭前野
　④ 内側前頭回に陽極の刺激（うつ症状などの改善）
　⑤ 後頭葉に陽極の刺激（視運動性眼振，平衡機能など）
　⑥ 小脳に陽極の刺激（平衡機能など）

（文献 12，13 を 2 つ合わせて改変）

中後片麻痺患者に対する tDCS の効果について，
麻痺側下肢運動能・筋力については有意な改善効
果がみられ，歩行速度・持久性については有意な
効果はみられなかったなど見解が分かれる．

2）歩行障害

　脳卒中患者の歩行能力に対する tDCS の効果は
SMD＝0.44（95％CI＝0.01～0.87）でコントロー
ル群と比較して有意な改善を示した[19]．一方で歩
行速度（SMD＝0.189，p＝0.252），6 分間歩行距
離（SMD＝0.209，p＝0.453）では偽（sham）刺激と
有意差はない報告[20]もある．同じ報告[20]の中で

anodal の刺激で FAC（SMD＝0.611，p＝0.005）
や，両側 tDCS で TUG（SMD＝1.090，p＝0.000）
の改善も認められる．筆者の経験でも，陽極の電
極を補足運動野，陰極の電極を後頭部に貼付し，
部分免荷トレッドミル歩行練習（Body Weight
Supported Treadmill Training；BWSTT）を用い
た歩行練習を 2 週間実施することで，コントロー
ル条件よりも歩行速度，Timed Up & Go Test
（TUG）に有意な改善がみられた[21]．しかし，歩行
に関して有効な方法の可能性はあるが，報告数が
少なく，かつ刺激部位や刺激パラメーターなどの

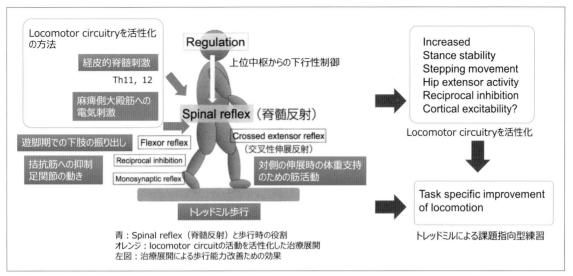

図 2. 歩行時の locomotor circuit とその活性化を目指した治療展開

（文献 26 より改変）

要因が影響することが考えられる.

3．経頭蓋超音波刺激

近年，電気や磁気刺激以外にも超音波の刺激によって脳の深部（扁桃体や前帯状皮質など）を刺激できることが発見されている[22]．超音波の刺激によって脳の神経活動に抑制系の働きがある[23]．TMS と tDCS より有利な点としては脳深部を刺激することが可能であり，そのため大脳基底核や視床などを刺激することの変化について検討できる可能性がある[24]．まだ十分な研究報告はみられないが，安全に深部への刺激ができることが期待できる．

非侵襲的脊髄刺激

歩行のような一定でリズミカルな運動をステレオタイプに繰り返す運動は脳によるコントロールではなく，脊髄にある locomotor circuit（歩行運動関連回路）が関与する．これは脳からの下行性入力が脊髄の locomotor circuit に刺激が入るとステレオタイプな歩行運動の筋収縮が生じる[25]．この locomotor circuit は spinal reflex（脊髄反射）から構成されると考えられ，足関節の動きは mono-synaptic reflex などの反射が動員され，歩行運動だけみると，その運動は脊髄反射により再現可能である（**図 2**）[26]．

Fujiwara らは運動閾値下の刺激強度で 100 Hz

の burst 刺激を脊髄後根に対して経皮的脊髄刺激を加え，刺激は非麻痺側の下腿三頭筋の筋活動増加をトリガーにすることで随意的な歩行運動を合わせて行う FAST walk system を開発した．これは 100 Hz のバースト刺激によって脊髄介在ニューロンの可塑的な変化，下肢相反性抑制ならびに筋活用の促通を随意運動と合わせて行うことで効果が増す報告[27]を根拠としている．

脳卒中患者では，皮質脊髄路による下行性経路からの信号の低下によって，locomotor circuit の活動が不十分であり，その部位に対してタイミングを合わせて刺激を入れることで脊髄反射回路の活動を増加させる．脊髄介在ニューロンを介して，Hebb の法則に基づく脊髄可塑性を促し，それに加えて末梢からの電気刺激と併用した方法で歩行運動の改善をはかる取り組みを特定臨床研究で進めている（**図 2**）．

おわりに

NIBS には様々な効果が報告されている一方で，被験者間のばらつきが多く，目的とする効果が出るレスポンダーと効果が出ないノンレスポンダーが存在する．そのため，脳卒中治療ガイドライン 2015［追補 2017］でも，「rTMS や tDCS は考慮しても良いが，患者の選択，安全面に注意を要する（グレード C1）」[28]となり，考慮するべき方

法だが，実施には関しては対象者を考慮すべきと挙げられている．今後，対象者によるばらつきが生じる原因の研究が進み，より頑健なプロトコルを開発されることが期待される．また，NIBS は治療手段としてだけでなく，NIBS によって脳機能局在またはそれらをつなぐネットワークの解明，作用機序や神経基盤の解明が進むことが考えられる．

文 献

1) Fuentes MA, et al：Combined Transcranial Direct Current Stimulation and Virtual Reality-Based Paradigm for Upper Limb Rehabilitation in Individuals with Restricted Movements. A Feasibility Study with a Chronic Stroke Survivor with Severe Hemiparesis. *J Med Syst*, **42**：87, 2018.

2) 竹林　崇ほか：脳卒中後上肢麻痺を呈した患者に対する複数のニューロモデュレーション（経頭蓋直流電気刺激，末梢神経筋電気刺激）と CI 療法の併用訓練．作療ジャーナル，**49**：1063-1067, 2015.

3) Reis SB, et al：Effects of Robotic Therapy Associated With Noninvasive Brain Stimulation on Upper-Limb Rehabilitation After Stroke：Systematic Review and Meta-analysis of Randomized Clinical Trials. *Neurorehabil Neural Repair*, **35**：256-266, 2021.
   Summary ロボットと NIBS の併用療法をまとめた論文で，現時点では本併用療法が脳卒中の上肢運動機能に対して十分な効果をもたらすかの十分なデータはない．

4) He Y, et al：Repetitive Transcranial Magnetic Stimulation on Motor Recovery for Patients With Stroke：A PRISMA Compliant Systematic Review and Meta-analysis. *Am J Phys Med Rehabil*, **99**：99-108, 2020.
   Summary NIBS の運動回復に着目したシステマティックレビューで，低頻度 rTMS は FMA を用いて評価した下肢機能と握力で効果があることがわかった．

5) Tung YC, et al：Repetitive transcranial magnetic stimulation of lower limb motor function in patients with stroke：a systematic review and meta-analysis of randomized controlled trials. *Clin Rehabil*, **33**：1102-1112, 2019.

6) Li Y, et al：Effects of repetitive transcranial magnetic stimulation on walking and balance function after stroke：A systematic review and meta-analysis. *Am J Phys Med Rehabil*, **97**：773-781, 2018.

7) Vaz PG, et al：Noninvasive brain stimulation combined with other therapies improves gait speed after stroke：a systematic review and meta-analysis. *Top Stroke Rehabil*, **26**：201-213, 2019.
   Summary NIBS と他の治療の併用が脳卒中患者の歩行速度に有効であるという中等度の質のエビデンスがあることを示唆している．

8) Chiang CF, et al：Comparative Efficacy of Non-invasive Neurostimulation Therapies for Acute and Subacute Poststroke Dysphagia：A Systematic Review and Network Meta-analysis. *Arch Phys Med Rehabil*, **100**：739-750, 2019.

9) Zhang J, et al：Effects of repetitive transcranial magnetic stimulation(rTMS)on aphasia in stroke patients：A systematic review and meta-analysis. *Clin Rehabil*, 269215521999554, 2021.［Online ahead of print］

10) Kashiwagi FT, et al：Noninvasive Brain Stimulations for Unilateral Spatial Neglect after Stroke：A Systematic Review and Meta-Analysis of Randomized and Nonrandomized Controlled Trials. *Neural Plast*, 1638763, 2018.［eCollection 2018］

11) Nitsche MA, Paulus W：Excitability changes induced in the human motor cortex by weak transcranial direct current stimulation. *J Physiol*, **527**：633-639, 2000.

12) 松田雅弘ほか：バランス障害に対するニューロリハビリテーション．理療ジャーナル，**52**：801-808, 2018.

13) 山口智史ほか：tDCS　経頭蓋直流電気刺激．理療ジャーナル，**55**：75-79, 2021.

14) Di Pino G, et al：Modulation of brain plasticity in stroke：a novel model for neurorehabilitation. *Nat Rev Neurol*, **10**：597-608, 2014.

15) Chang MC, et al：Enhancement of cortical excitability and lower limb motor function in patient with stroke by transcranial direct current stimulation. *Brain Stimul*, **8**：561-566, 2015.

16) Sohn MK, et al：Effect of transcranial direct current stimulation on postural stability and lower

extremity strength in hemiplegic stroke patients. *Ann Rehabil Med*, **37**：759-765, 2013.

17）Saeys W, et al：Transcranial direct current stimulation in the recovery of postural control after stroke：a pilot study. *Disabil Rehabil*, **37**：1857-1863, 2015.

18）Li Y, et al：Effects of transcranial direct current stimulation on walking ability after stroke：A systematic review and meta-analysis. *Restor Neurol Neurosci*, **36**：59-71, 2018.
　Summary　tDCS は脳卒中患者の下肢の運動能力・筋力の向上に有効な結果をもたらす可能性があるが，さらに多くのサンプル数と介入期間を伴う研究が必要とされる．

19）Li Y, et al：Effects of transcranial direct current stimulation on walking ability after stroke：A systematic review and meta-analysis. *Restor Neurol Neurosci*, **36**：59-71, 2018.

20）Elsner B, et al：Transcranial direct current stimulation(tDCS) for improving activities of daily living, and physical and cognitive functioning, in people after stroke. *Cochrane Database Syst Rev*, **11**：CD009645, 2020.

21）Manji A, et al：Effects of transcranial direct current stimulation over the supplementary motor area body weight-supported treadmill gait training in hemiparetic patients after stroke. *Neurosci Lett*, **662**：302-305, 2018.
　Summary　脳卒中患者の補足運動野に対して

tDCS と BWSTT による歩行練習と，sham 刺激と BWSTT を行った結果，有意に前者で歩行速度，TUG の結果が良く，補足運動野への tDCS の効果として考えられる．

22）Folloni D, et al：Manipulation of Subcortical and Deep Cortical Activity in the Primate Brain Using Transcranial Focused Ultrasound Stimulation. *Neuron*, **101**：1109-1116, 2019.

23）Fomenko A, et al：Systematic examination of low-intensity ultrasound parameters on human motor cortex excitability and behavior. *Elife*, **9**：e54497, 2020.

24）鮎澤　聡ほか：ニューロモデュレーションの現状と展望．脳外誌，**26**：864-872，2017.

25）Jackson A, Zimmermann JB：Neural interfaces for the brain and spinal cord--restoring motor function. *Nat Rev Neurol*, **8**：690-699, 2012.

26）藤原俊之：歩行の神経回路と Neurorehabilitation. *MB Med Reha*, **235**：42-45, 2019.

27）Fujiwara T, et al：Transcranial direct current stimulation modulates the spinal plasticity induced with patterned electrical stimulation. *Clin Neurophysiol*, **122**：1834-1837, 2011.
　Summary　末梢パターン電気刺激による脊髄可塑性への皮質脊髄路からの投射の影響を神経生理学的に明らかとした重要な論文．

28）日本脳卒中学会脳卒中ガイドライン［追補 2017］委員会（編）：脳卒中治療ガイドライン 2015［追補 2017］．協和企画，pp. 275-322，2017.

第 23 回日本褥瘡学会学術集会

日　　時：2021 年 9 月 10 日(金)〜11 日(土)

会　　長：安部　正敏(医療法人社団廣仁会 札幌皮膚科クリニック)

開催形式：WEB 開催　※ライブ配信(一部のセッション)＋後日オンデマンド配信あり

テ ー マ：褥瘡を学ぶ新しいかたち 〜仮想空間のふれあいが未来をひらく〜

問い合わせ：第 23 回日本褥瘡学会学術集会　運営事務局

　　　　　株式会社春恒社　コンベンション事業部

　　　　　〒 169-0072　東京都新宿区大久保 2-4-12

　　　　　新宿ラムダックスビル

　　　　　TEL：03-3204-0401　FAX：03-5291-2176

　　　　　E-mail：jspu23@c.shunkosha.com

詳細はホームページをご覧ください。

https://www.jspu23.jp/

第 42 回臨床歩行分析研究会定例会

会　　期：2021 年 9 月 12 日(日)

会　　場：オンライン開催

テ ー マ：臨床歩行分析の可能性

大会長：大塚 圭(藤田医科大学 保健衛生学部 リハビリテーション学科)

Ｕ Ｒ Ｌ：https://www.fujita-hu.ac.jp/〜42gait_analysis/42gait_analysis/

プログラム

　　大会長講演：「臨床歩行分析の可能性」

　　特別講演：名倉武雄 先生(慶應義塾大学)

　　　　　　　「歩行解析による運動器疾患の評価—変形性膝関節症を中心に」

　　ランチョンセミナー：中島一誠 先生(トヨタ自動車)

　　　　　　　「リハビリテーション支援ロボットの最新歩行分析技術」(仮題)

一般演題募集期間：2021 年 3 月 15 日〜5 月 31 日

事前参加登録期間：2021 年 4 月 1 日〜8 月 31 日

事務局：

　藤田医科大学保健衛生学部リハビリテーション学科内

　〒 470-1192　愛知県豊明市沓掛町田楽ヶ窪 1-98

　谷川広樹

　E-Mail　42gait_analysis@fujita-hu.ac.jp

病院歯科介護研究会　第 23 回総会・学術講演会

大会長：松永一幸(脳神経センター大田記念病院 歯科)
実行委員長：伊東昌洋(長島病院 歯科)
テーマ：『多職種ではじめる脳卒中地域連携』
　　　　～脳卒中・循環器病対策基本法 2019 施行を受けて口腔管理はどうあるべきか～
開催形式：Web 開催　※ライブ配信＋オンデマンド配信(11 月 8 日～12 月 8 日)
ライブ配信日時：2021 年 11 月 7 日(日)9：55～16：20
プログラム
　　9：55～10：00　開会挨拶　松永一幸(病院歯科介護研究会第 23 回総会・学術講演大会長)
　　10：00～11：10　基調講演　「脳卒中・循環器病対策基本法の成立までの背景
　　　　　　　　　　　　　　　　　―足利赤十字病院における医科歯科連携―」
　　　　　　　　　　座長：小林芳友(積善病院歯科診療部長)
　　　　　　　　　　演者：小松本悟(足利赤十字病院名誉院長)
　　11：20～12：30　教育講演①「脳卒中地域連携における歯科の役割」
　　　　　　　　　　座長：園井教裕(岡山大学大学院医歯薬学総合研究科附属医療教育センター助教)
　　　　　　　　　　演者：古屋純一(昭和大学歯学部高齢者歯科学講座准教授)
　　12：40～13：50　教育講演②「多職種連携のために歯科がなすべきこと」
　　　　　　　　　　座長：郡山達男(脳神経センター大田記念病院院長)
　　　　　　　　　　演者：吉田光由(広島大学大学院医系科学研究科先端歯科補綴学准教授)
　　14：00～16：20　シンポジウム
　　　　　　　　　　・「多職種からみた口腔管理の課題」
　　　　　　　　　　座長：松永一幸(脳神経センター大田記念病院歯科医長)
　　　　　　　　　　・「その先にあるものを見据えた言語聴覚療法の提供」
　　　　　　　　　　演者：時田春樹(川崎医療福祉大学リハビリテーション学部言語聴覚療法学科准
　　　　　　　　　　　　　教授/一般社団法人広島県言語聴覚士会会長)
　　　　　　　　　　・「保健師の立場でみる脳卒中後遺症の方々の口腔管理の重要性と，人生の最終
　　　　　　　　　　　　段階に向けて」
　　　　　　　　　　演者：田原久美子(地域密着型特別養護老人ホーム五本松の家施設長)
　　　　　　　　　　・「多職種で行う口腔管理がもたらす好循環～歯科衛生士の役割～」
　　　　　　　　　　演者：吉田泰子(脳神経センター大田記念病院歯科診療課)
　　　　　　　　　　総合討論
　　　　　　　　　　座長：松永一幸(脳神経センター大田記念病院歯科医長)
　　　　　　　　　　助言者：郡山達男(脳神経センター大田記念病院院長)
　　　　　　　　　　助言者：古屋純一(昭和大学歯学部高齢者歯科学講座准教授)
　　一般社団法人日本老年歯科医学会認定制度更新単位
　　日本歯科衛生士会認定更新研修
　　※以下の認定単位研修も申請中です.
　　公益社団法人日本歯科衛生士会専門研修・認定更新生涯研修

参加費
・事前登録(～10 月 3 日)
　病院歯科介護研究会会員 3,000 円
　会員外医師・歯科医師　6,000 円
　歯科衛生士・その他　　5,000 円
　※学生(大学院を除く)は無料です.
　ただし，事前参加登録が必要です.
・直前登録(10 月 4 日～10 月 15 日)
　病院歯科介護研究会会員 5,000 円
　会員外医師・歯科医師　7,000 円
　歯科衛生士・その他　　6,000 円
　※病院歯科介護研究会会員価格の適応は申し込み時点で会員会費完納者に限ります.
申込方法
　参加申込書を 10 月 15 日(日)までに，FAX にて送付またはホームページから申し込みください.
　振込先および振込額を E-mail でお知らせします.
　HP http://woci.news をご参照ください.
　主催：病院歯科介護研究会　共催：日本老年歯科医学会岡山支部

お問い合わせ先
　病院歯科介護研究会第 23 回総会・学術講演会大会事務局(新庄村国民健康保険歯科診療所)
　TEL：0867-56-3056　FAX：0867-56-3434　E-mail：hisanobu@mx9.tiki.ne.jp

第 48 回関東膝を語る会

日　時：令和 3(2021)年 11 月 20 日(土)
　　　　13：00～18：00(予定)

会　場：新久喜総合病院 新棟 4 階 講堂
　　　　〒346-8530 埼玉県久喜市上早見 418-1
　　　　TEL 0480-26-0033(代表)

一般演題：13：15～16：50

特別講演：17：00～18：00
　　　　「膝関節内側半月板後角断裂の臨床—自験例の分析—」
　　　　医療法人同信会福岡整形外科病院　理事長　王寺　享弘先生

一般演題募集締切日：令和 3(2021)年 8 月 31 日(火)必着

応募方法：演題名，演者名，所属，住所，電話番号，FAX 番号，メールアドレスを明記のうえ，
　　　　400～800 字以内の抄録を Microsoft Office Word(可能な限り Windows)にて作成し，メー
　　　　ルに添付のうえ，ご応募下さい.

お申込先：第 48 回 関東膝を語る会　事務局
　　　　担当：小暮(一般社団法人巨樹の会新上三川病院)
　　　　E-mail：kogure@kaminokawa-hp.jp

第 48 回 関東膝を語る会　当番世話人：
　　　　一般社団法人巨樹の会新上三川病院
　　　　副院長　関矢　仁
　　　　〒329-0611　栃木県河内郡上三川町上三川 2360 番地
　　　　TEL 0285-56-7111

第 46 回日本足の外科学会学術集会

会　期：2021 年 11 月 11 日（木）～11 月 12 日（金）

学会長：熊井　司（早稲田大学スポーツ科学学術院教授）

会　場：早稲田大学　早稲田キャンパス　大隈記念講堂

　　　　　〒 169-8050 新宿区西早稲田 1-6-1

　　　　リーガロイヤルホテル東京

　　　　　〒 169-8613 東京都新宿区戸塚町 1-104-19

テーマ：足の学び舎―足を診る，考える，そして知る

同時開催：第 1 回足の運動機能を語る会　11 月 12 日（金）於：大隈記念講堂小講堂

　（近年の高まるニーズのもと，足の理学療法，機能療法など運動器についての基礎及び臨床研究の
　場として，理学療法士，アスレチックトレーナーなどの有資格者セラピストによる会員制研究会
　の発足を目指し，足の外科医との交流・情報共有を試みる会）

学会ホームページ：https://www.jssf2021.jp/

　　　　　　　　（3 月下旬公開予定）

演題募集期間：5 月中旬～6 月 25 日（予定）

主催事務局：早稲田大学スポーツ科学学術院

　　　　　　熊井研究室

　〒 359-1192　所沢市三ケ島 2-579-15

運営事務局：（社）会議支援センター内

　〒 104-0041 東京都中央区新富 1-8-6　SS ビル 3 階

　TEL：03-6222-9871　FAX：03-6222-9875

　E-mail：a-csc@a-csc.org

FAX による注文・住所変更届け

2015 年 1 月

改定：2015 年 1 月

　毎度ご購読いただきましてありがとうございます．

　読者の皆様方に小社の本をより確実にお届けさせていただくために，FAX でのご注文・住所変更届けを受けつけております．この機会に是非ご利用ください．

◎ご利用方法

　FAX 専用注文書・住所変更届けは，そのまま切り離して FAX 用紙としてご利用ください．また，注文の場合手続き終了後，ご購入商品と郵便振替用紙を同封してお送りいたします．**代金が 5,000 円をこえる場合，代金引換便とさせて頂きます．**その他，申し込み・変更届けの方法は電話，郵便はがきも同様です．

◎代金引換について

　本の代金が 5,000 円をこえる場合，代金引換とさせて頂きます．配達員が商品をお届けした際に，現金またはクレジットカード・デビットカードにて代金を配達員にお支払い下さい(本の代金＋消費税＋送料)．（※年間定期購読と同時に 5,000 円をこえるご注文を頂いた場合は代金引換とはなりません．郵便振替用紙を同封して発送いたします．代金後払いという形になります．送料は定期購読を含むご注文の場合は頂きません)

◎年間定期購読のお申し込みについて

　年間定期購読は，1 年分を前金で頂いておりますため，代金引換とはなりません．郵便振替用紙を本と同封または別送いたします．送料無料，また何月号からでもお申込み頂けます．

　毎年末，次年度定期購読のご案内をお送りいたしますので，定期購読更新のお手間が非常に少なく済みます．

◎住所変更届けについて

　年間購読をお申し込みされております方は，その期間中お届け先が変更します際，必ずご連絡下さいますようよろしくお願い致します．

◎取消，変更について

　取消，変更につきましては，お早めに FAX，お電話でお知らせ下さい．

　返品は，原則として受けつけておりませんが，返品の場合の郵送料はお客様負担とさせていただきます．その際は必ず小社へご連絡ください．

◎ご送本について

　ご送本につきましては，ご注文がありましてから約 1 週間前後とみていただきたいと思います．お急ぎの方は，ご注文の際にその旨をご記入ください．至急送らせていただきます．2～3 日でお手元に届くように手配いたします．

◎個人情報の利用目的

　お客様から収集させていただいた個人情報，ご注文情報は本サービスを提供する目的(本の発送，ご注文内容の確認，問い合わせに対しての回答等)以外には利用することはございません．

　その他，ご不明な点は小社までご連絡ください．

株式会社 全日本病院出版会　〒113-0033 東京都文京区本郷 3-16-4-7 F
電話 03(5689)5989　FAX03(5689)8030　郵便振替口座 00160-9-58753

FAX 専用注文書

ご購入される書籍・雑誌名に○印と冊数をご記入ください

5,000 円以上代金引換

○	書 籍 名	定価	冊数
	カラーアトラス　爪の診療実践ガイド　改訂第2版　**新刊**	¥7,920	
	明日の足診療シリーズⅠ 足の変性疾患・後天性変形の診かた	¥9,350	
	運動器臨床解剖学―チーム秋田の「メゾ解剖学」基本講座―	¥5,940	
	ストレスチェック時代の睡眠・生活リズム改善実践マニュアル	¥3,630	
	超実践！がん患者に必要な口腔ケア	¥4,290	
	足関節ねんざ症候群―足くびのねんざを正しく理解する書―	¥5,500	
	読めばわかる！臨床不眠治療―睡眠専門医が伝授する不眠の知識―	¥3,300	
	骨折治療基本手技アトラス―押さえておきたい10のプロジェクト―	¥16,500	
	足育学　外来でみるフットケア・フットヘルスウェア	¥7,700	
	四季を楽しむビジュアル嚥下食レシピ	¥3,960	
	病院と在宅をつなぐ 脳神経内科の摂食嚥下障害―病態理解と専門職の視点―	¥4,950	
	睡眠からみた認知症診療ハンドブック―早期診断と多角的治療アプローチ―	¥3,850	
	肘実践講座　よくわかる野球肘　肘の内側部障害―病態と対応―	¥9,350	
	医療・看護・介護で役立つ嚥下治療エッセンスノート	¥3,630	
	こどものスポーツ外来―親もナットク！このケア・この説明―	¥7,040	
	野球ヒジ診療ハンドブック―肘の診断から治療，検診まで―	¥3,960	
	見逃さない！骨・軟部腫瘍外科画像アトラス	¥6,600	
	パフォーマンスUP！　運動連鎖から考える投球障害	¥4,290	
	医療・看護・介護のための睡眠検定ハンドブック	¥3,300	
	肘実践講座 よくわかる野球肘　離断性骨軟骨炎	¥8,250	
	これでわかる！スポーツ損傷超音波診断 肩・肘＋α	¥5,060	
	達人が教える外傷骨折治療	¥8,800	
	ここが聞きたい！スポーツ診療Q＆A	¥6,050	
	見開きナットク！フットケア実践Q＆A	¥6,050	
	高次脳機能を鍛える	¥3,080	
	最新　義肢装具ハンドブック	¥7,700	
	訪問で行う 摂食・嚥下リハビリテーションのチームアプローチ	¥4,180	

バックナンバー申込（※ 特集タイトルはバックナンバー 一覧をご参照ください）

❀メディカルリハビリテーション(No)

No＿＿＿＿　　No＿＿＿＿　　No＿＿＿＿　　No＿＿＿＿　　No＿＿＿＿
No＿＿＿＿　　No＿＿＿＿　　No＿＿＿＿　　No＿＿＿＿　　No＿＿＿＿

❀オルソペディクス(Vol/No)

Vol/No＿＿＿　Vol/No＿＿＿　Vol/No＿＿＿　Vol/No＿＿＿　Vol/No＿＿＿

年間定期購読申込

❀メディカルリハビリテーション		No.		から
❀オルソペディクス		Vol.	No.	から

TEL：	（　　　）	FAX：	（　　　）

ご住所	〒
フリガナ	
お名前	要捺印

診療科目

FAX 03-5689-8030 全日本病院出版会行

全日本病院出版会行

FAX 03-5689-8030

年　　月　　日

住 所 変 更 届 け

お 名 前	フリガナ	
お客様番号		毎回お送りしています封筒のお名前の右上に印字されております8ケタの番号をご記入下さい。
新お届け先	〒　　　　　　都 道 　　　　　　　府 県	
新電話番号	（　　　　　　）	
変更日付	年　　月　　日より	月号より
旧お届け先	〒	

※ 年間購読を注文されております雑誌・書籍名に✓を付けて下さい。

- ☐ Monthly Book Orthopaedics （月刊誌）
- ☐ Monthly Book Derma. （月刊誌）
- ☐ 整形外科最小侵襲手術ジャーナル （季刊誌）
- ☐ Monthly Book Medical Rehabilitation （月刊誌）
- ☐ Monthly Book ENTONI （月刊誌）
- ☐ PEPARS （月刊誌）
- ☐ Monthly Book OCULISTA （月刊誌）

FAX 03-5689-8030

全日本病院出版会行

2021 年　年間購読のご案内

年間購読料　40,150 円(消費税込)

年間 13 冊発行

(通常号 11 冊・増大号 1 冊・増刊号 1 冊)

送料無料でお届けいたします！

各号の詳細は弊社ホームページでご覧いただけます.
☞www.zenniti.com/

※各号定価 2,750 円(本体 2,500 円＋税)(増刊・増大号を除く)

編集主幹：宮野佐年　医療法人財団健貢会総合東京病院
　　　　　　　　　　リハビリテーション科センター長
　　　　　水間正澄　医療法人社団輝生会理事長
　　　　　　　　　　昭和大学名誉教授

No.264　編集企画：
藤原俊之　順天堂大学大学院教授

Monthly Book Medical Rehabilitation　No.264

2021 年 8 月 15 日発行　（毎月 1 回 15 日発行）
　　　定価は表紙に表示してあります.
　　　　　　　Printed in Japan

発行者　　末　定　広　光
発行所　　株式会社　全日本病院出版会
　〒 113-0033　東京都文京区本郷 3 丁目 16 番 4 号 7 階
　　　　　電話（03）5689-5989　Fax（03）5689-8030
　　　　　郵便振替口座 00160-9-58753

印刷・製本　三報社印刷株式会社　　　電話（03）3637-0005
広告取扱店　㈱日本医学広告社　　　　電話（03）5226-2791